Comment vit-on avec

Une hépatite ?

Comment vit-on avec

Une hépatite ?

Thomas Laurenceau

professeur Patrick Marcellin

ÉDITIONS FRISON-ROCHE
18, rue Dauphine
75006 PARIS

Collection « Guides blancs » dirigée par Alain SCHROTTER

P. Barrier, C. Osinski – *Comment vit-on avec le diabète*

D. Voisin, M. Béruard, J. Finaz de Villaine – *Comment vit-on avec l'insuffisance rénale chronique*

S. Rustenholz, J.-C. Pujet – *Comment vit-on avec l'asthme*

ISBN 2-87671-282-2

Table des matières

1 Les symptômes de l'hépatite aiguë

« Je ne suis pas malade, je suis fatigué ! Ce n'est pas difficile à comprendre !
— Va quand même voir un médecin, il te donnera de quoi tenir le coup jusqu'aux vacances… »
Dix fois, cent fois, nous avions eu la même discussion. Comme si je n'avais pas assez de problèmes au journal : travailler dix à douze heures par jour, week-ends compris ; prendre le train ou l'avion avant l'aube, revenir au milieu de la nuit ; se gaver au restaurant le lundi, ne pas avoir le temps de manger le mardi ; parcourir les provinces et, le soir à la maison, devoir encore rédiger ces interminables articles…
La nausée revenait chaque matin, complice de mes réveils difficiles. Un bol de café avant de partir, un ou deux petits cafés supplémentaires à l'arrivée au bureau et, cahin-caha, une nouvelle journée commençait, ponctuée de coups de pompe et de nouveaux petits cafés censés me tenir en éveil, à défaut de me stimuler.
Je sentais bien que je glissais sur une pente dangereuse, toujours prêt à exploser ou à me décourager. Mais l'orgueil me tenait. J'avais voulu ce travail ; coûte que coûte, je devais en assumer les conséquences.

De là à accepter d'aller chez le toubib, il y avait un pas que je ne voulais, pour rien au monde, franchir. À quoi bon ? Je n'étais pas malade, j'étais fatigué…
« Va voir un médecin, me répétait-elle… »
Dix fois, cent fois, nous avons eu la même discussion et j'ai fini par céder, pour avoir la paix. Dans le centre médical le plus gigantesque et le plus anonyme de Paris, je me suis présenté devant un médecin dont le serment d'Hippocrate était encore tout frais. Il semblait aussi mal à l'aise que moi.
« Je suis crevé, lui annonçai-je en guise d'explication. C'est normal, je travaille trop. Mais je vous préviens tout de suite, je ne veux pas d'arrêt de travail : le journal doit sortir. »

L'hépatite aiguë : des signes parfois trompeurs

Entre la description d'une fatigue plus ou moins intense et la découverte d'une hépatite, un long chemin est parfois parcouru. Le diagnostic est d'autant plus délicat que les symptômes ne sont pas toujours marqués ; lorsqu'ils existent, ils peuvent être trompeurs. Vous vous plaignez de problèmes digestifs, mais peut-être vous nourrissez-vous en dépit du bon sens. Vous souffrez de maux de tête, mais peut-être restez-vous huit heures par jour dans un atelier bruyant ou dans un bureau surchauffé… Et quand votre fatigue se corse d'états dépressifs, comment savoir si la fatigue est à l'origine de la dépression, ou le contraire ?
En outre, dans 80 à 90 % des cas, l'infection initiale par un virus de l'hépatite est totalement asymptomatique, c'est-à-dire sans hépatite apparente. On ne sait pas qu'on est malade ; on ne le saura jamais, ou alors on l'apprendra par hasard, à l'occasion d'un contrôle de routine. L'hépatite peut devenir chronique et

demeurer ignorée ; il n'est pas rare qu'on ne la découvre qu'après de longues années, lorsque surgit une complication.
Dans d'autres cas l'hépatite ne présente, sous sa forme aiguë, que des symptômes n'évoquant pas directement une affection du foie. Le principal d'entre eux est l'asthénie, autrement dit la fatigue. Certains se sentiront tout juste un peu faibles ; d'autres seront complètement anéantis, jusqu'à ne plus pouvoir bouger. Cette fatigue peut durer plusieurs semaines, voire plusieurs mois. Elle peut s'accompagner d'un syndrome grippal (fièvre, frissons…) traduisant la réaction immunitaire de l'organisme à l'attaque qu'il subit.
D'autres manifestations courantes sont les douleurs articulaires (arthralgie), l'urticaire ou les démangeaisons. Au cours des hépatites virales, ces signes extra-hépatiques sont sans aucune gravité. Ils peuvent eux aussi traduire un simple phénomène immunitaire. Quand il est agressé par des antigènes, l'organisme produit des anticorps pour les neutraliser. Ces anticorps se fixent sur les antigènes du virus. Il se forme alors des complexes immuns qui, en se déposant, peuvent provoquer une gêne.
Les manifestations digestives surviennent en général dans une deuxième étape, quand l'agresseur a passé les lignes de défense et commencé son travail de destruction. On évoque souvent l'anorexie, les nausées, les vomissements, des douleurs localisées dans la région supérieure droite de l'abdomen… Le dégoût de certains aliments, des odeurs, voire du tabac, peut y être associé.

Les formes ictériques

On en conviendra, tous ces symptômes ne sont guère spécifiques à l'hépatite. L'ictère, au contraire, est beaucoup plus évocateur, mais il n'est présent que dans 10 % des cas d'hépatite aiguë.

L'ictère, communément appelé jaunisse, est souvent précédé par une période pré-ictérique qui dure une ou deux semaines, marquée par les divers symptômes présentés ci-dessus, notamment la fatigue et les démangeaisons. Les urines sont sombres, acajou ; les selles sont claires, voire couleur mastic. La peau prend une teinte jaune safran plus ou moins prononcée, tirant parfois jusqu'au vert. L'ictère apparaît soit sur tout le corps, soit simplement dans le blanc des yeux ou sur la face inférieure de la pointe de la langue (on parle alors de subictère). Dans certains cas, l'ictère est si léger qu'il ne se voit pas à la lumière électrique. L'ictère augmente progressivement pendant quelques jours et atteint son maximum au bout de trois à dix jours. Il disparaît peu à peu en quelques semaines. La fatigue, elle, peut s'incruster beaucoup plus longtemps.

On a souvent tendance à confondre l'ictère et l'hépatite, voire à les considérer comme synonymes. Pourtant, l'hépatite n'est pas la seule cause d'ictère. Celui-ci peut être provoqué par d'autres maladies du foie ou des voies biliaires, comme l'ictère physiologique du nouveau-né, dû à un trouble de la conjugaison de la bilirubine, ou encore la maladie de Gilbert, une affection tout à fait bénigne qui se traduit par un ictère modéré, souvent accru par la fatigue, les émotions, l'abus d'alcool ou par une infection.

Qui dit ictère ne dit pas forcément hépatite ; à l'inverse, comme nous l'avons vu, la plupart des hépatites ne se traduisent pas par un ictère.

Les formes fulminantes

Dans certains cas, heureusement très rares, l'hépatite aiguë peut entraîner une encéphalopathie hépatique, qui commence par des

troubles du sommeil ou une confusion (insomnies nocturnes et somnolences diurnes, désorientation dans l'espace et dans le temps) et peut mener au coma. C'est ce qu'on appelle une hépatite fulminante. La plupart du temps (90 % des cas), l'hépatite fulminante est mortelle. Mais ceux qui en guérissent — il s'agit en général de malades jeunes — peuvent s'en remettre complètement et n'en conserver aucune séquelle.
Le risque de développer une hépatite fulminante n'a pas été démontré dans le cas d'une hépatite C. Il est très faible dans le cas d'une hépatite A, de l'ordre de 1 pour 10 000. Il est en revanche plus élevé dans le cas d'une hépatite B (1 pour 1 000), et surtout d'une surinfection d'un porteur chronique du virus B par le virus D.

La machinerie hépatique

La gravité d'une hépatite n'est pas liée à l'importance de ses symptômes initiaux, aussi spectaculaires soient-ils. On peut se remettre rapidement et sans problème d'une jaunisse très marquée ou, au contraire, développer en plusieurs années, sans le savoir, une cirrhose à partir d'une hépatite asymptomatique devenue chronique.
Pour comprendre l'origine et la variété des « tableaux cliniques », pour saisir leur signification, il est indispensable de se pencher sur le fonctionnement de la machinerie hépatique.
Le foie est le viscère le plus volumineux de l'organisme. Chez l'adulte, il mesure en moyenne 10 centimètres (12 à 15 dans sa plus grande dimension) et pèse un kilo et demi. Très richement vascularisé, il est placé sur le trajet du courant sanguin qui provient de l'intestin et peut contrôler tout l'apport alimentaire.

Sa tâche principale est, chez les êtres qui ne s'alimentent pas d'une façon continue, de métaboliser sans cesse les nutriments pour les transformer en énergie, au fur et à mesure des besoins. Nous ne mangeons que trois fois par jour, mais nous avons besoin d'énergie en permanence. C'est le foie qui nous la fournit, à partir des sucres et des graisses qu'il a stockés.

Quoique primordiale, cette fonction n'est pas la seule qu'exerce le foie. Il réalise aussi la synthèse de nombreuses substances, notamment des protéines. Il a également un rôle d'élimination, voire d'épuration de certains déchets, ainsi qu'un rôle de défense de l'organisme.

On peut ainsi définir le rôle du foie autour des fonctions suivantes :

1. Fonction glycogénique et fonction de synthèse des graisses. Le foie peut être comparé à une raffinerie qui transforme, distribue ou stocke les sources d'énergie que sont le glucose (issu de la digestion des glucides) et les acides gras (provenant de la digestion des lipides).

2. Fonction de synthèse des protéines. Régulateur de la glycémie, le foie joue aussi le rôle d'une usine de transformation biochimique. Utilisant l'énergie libérée par le raffinage des sucres et des graisses, il effectue la synthèse de nombreuses protéines (albumine, facteurs de coagulation, protéines de transport...) à partir des acides aminés issus de la digestion des protides.

3. Fonction biliaire. Une autre activité essentielle du foie est la synthèse de la bile. Produite par les cellules du foie (les hépatocytes), elle est stockée entre les repas dans la vésicule biliaire avant d'être évacuée dans l'intestin pour faciliter la digestion.

4. Fonction uréogénique. Le foie agit comme un filtre, une station d'épuration chargée de débarrasser l'organisme de certains produits toxiques, soit étrangers, soit produits par l'organisme lui-même. Ainsi l'azote ammoniacal, produit par la dégradation des acides aminés, est transformé en urée que le rein élimine ensuite (on parle d'uréogenèse).

5. Fonction de défense antitumorale et antivirale. Le foie est enfin la police des frontières de notre organisme. Il capte certains antigènes d'origine alimentaire ou bactérienne et les détruit, contribuant à minimiser nos réactions immunitaires.

La découverte des fonctions du foie

C'est Claude Bernard (1813-1878) qui, le premier, a posé le principe de la fonction glycogénique du foie en 1848 ; cinq ans plus tard, il publiait ses *Recherches sur une nouvelle fonction du foie considéré comme un organe producteur de matière sucrée chez l'homme et les animaux.*

Cette fonction glycogénique a pu être démontrée grâce à l'expérience dite du foie lavé. Un foie est rincé à l'eau jusqu'à ce qu'il ne libère plus de glucides. Pourtant, quelques heures plus tard, il en libère à nouveau. Ces sucres ne pouvant provenir de l'extérieur, on peut en déduire qu'ils sont fabriqués par le foie lui-même.

Les autres fonctions du foie ont pu être démontrées par la négative, au début du XXe siècle. Un chien subit une ablation totale du foie. Aussitôt après l'opération, aucune manifestation n'est visible. Ce n'est qu'au bout de quelque temps que l'animal se couche ; il est pris de convulsions et finit par tomber dans le coma, puis par mourir.

Il s'agit là d'une manifestation de l'hypoglycémie. Si, à l'apparition des premiers symptômes, on injecte du glucose à l'animal, il retrouve la forme, parfois de manière spectaculaire. Plus tard apparaissent les autres manifestations d'insuffisance hépatocellulaire. Un ictère se développe, l'arrêt du métabolisme des graisses entraîne un effondrement du taux de cholestérol ; l'ammoniaque augmente et l'urée baisse, puisque le métabolisme des composés azotés ne se fait plus ; enfin, l'arrêt de la synthèse des protéines, dont certaines sont indispensables à la coagulation, entraîne le développement d'hémorragies.

Le retentissement de l'hépatite sur le foie

À travers ses fonctions essentielles, on peut mesurer l'importance vitale du foie. Dès lors, on peut s'étonner que les manifestations de l'hépatite soient rares et ne laissent pas de séquelles.
Plusieurs explications peuvent être apportées. D'une part, un être humain n'a besoin que d'un tiers, voire un quart de son foie pour vivre. Tant qu'elle demeure modérée, une affection hépatique peut donc très bien passer inaperçue, les cellules saines prenant le relais des cellules malades.
D'autre part, le foie est l'organe de notre corps qui possède la plus grande capacité à se régénérer après une destruction partielle. Cette régénération est permanente : les hépatocytes, autrement dit les cellules du foie, ont une durée de vie limitée (trois cents à cinq cents jours). Constamment, ceux qui meurent sont remplacés par simple division des cellules voisines. En cas de besoin, la division cellulaire peut s'accélérer. Les potentialités de prolifération hépatique sont supérieures à celles des cancers de malignité extrême : si on retire 75 % de la masse du foie à un homme, l'organe aura retrouvé son poids quatre mois plus tard !
Cela explique qu'une hépatite aiguë fortement symptomatique, voire fulminante, puisse n'avoir aucune séquelle : une fois l'orage passé, tout rentre d'autant plus facilement dans l'ordre que l'architecture même du foie est préservée. En effet, l'hépatite virale aiguë présente la particularité de n'affecter que les hépatocytes et de laisser intact le réseau vasculaire et biliaire.
Malheureusement, la capacité de résistance du foie a ses limites. Le retentissement de l'hépatite dépend de l'intensité de l'attaque, virale ou non, de sa durée, ainsi que du sujet lui-même. Selon les cas, l'évolution peut être longue et demeurer asymptomatique pendant de nombreuses années, ou au

contraire fortement symptomatique et brève, comme dans le cas d'une hépatite fulminante.
Quand les cellules hépatiques ne réussissent plus à remplir leurs missions, deux syndromes peuvent apparaître : la cholestase et l'insuffisance hépatocellulaire.

La cholestase

La cholestase est le nom générique donné à l'ensemble des manifestations liées à la diminution ou à l'arrêt de la sécrétion biliaire.
Ainsi, dès qu'il y a ictère, il y a cholestase. Toutefois, les médecins réservent l'appellation d'hépatite cholestatique aux hépatites accompagnées d'un ictère très foncé, associé à des démangeaisons importantes, et qui peuvent mettre plusieurs mois à disparaître.
On associe souvent la cholestase à l'obstruction de la voie biliaire principale par un ou des « calculs ». Il s'agit en effet d'une forme de cholestase, dite extrahépatique. Mais celle qui apparaît dans le cas d'une hépatite est différente. Elle est dite intrahépatique et ne relève en aucun cas d'un traitement chirurgical. Il ne s'agit pas d'un obstacle sur la voie biliaire, mais d'une anomalie à la source : ce sont les hépatocytes eux-mêmes qui produisent moins de bile, voire plus du tout.
La cholestase se traduit par une malabsorption des graisses et des vitamines liposolubles, c'est-à-dire solubles dans la graisse : les vitamines A, D, E, et K.
Outre l'ictère, la cholestase peut entraîner d'autres signes cliniques, notamment quand elle devient chronique : amaigrissement, diarrhées, signes cutanés ou ophtalmologiques (voir chapitre 6).

L'insuffisance hépatocellulaire

Le syndrome d'insuffisance hépatocellulaire regroupe tous signes liés à l'altération des fonctions de synthèse de l'hépatocyte. Lorsqu'elle n'est pas due à un calcul, mais à un défaut de production de bile, la cholestase est donc une manifestation d'insuffisance hépatocellulaire. (On parle d'ailleurs de cholestase d'insuffisance hépatocellulaire.) Plus généralement, toute lésion affectant le travail des hépatocytes engendre une insuffisance hépatocellulaire. Traditionnellement, le terme d'insuffisance hépatocellulaire est réservé aux cas où la majeure partie des hépatocytes sont altérés. Au cours de l'hépatite, cela n'arrive que dans les formes les plus sévères, qu'il s'agisse d'une hépatite aiguë fulminante ou de la phase avancée de certaines hépatites chroniques. La précision n'est pas inutile, puisque l'ambiguïté de l'expression peut donner lieu à des malentendus. D'un côté, certains médecins évoquent « l'insuffisance hépatique » au moindre dérèglement digestif ; de l'autre, des spécialistes vous expliqueront que l'insuffisance hépatocellulaire peut entraîner la mort. Il est clair que les uns et les autres ne parlent pas de la même chose.

Les manifestations possibles de l'insuffisance hépatocellulaire sont nombreuses. Nous avons déjà vu certains signes généraux, comme l'ictère. Des signes cutanés peuvent aussi être relevés sur le haut du corps, les mains ou les ongles, ainsi que des signes sexuels (stérilité, atrophie testiculaire), mais ils apparaissent surtout tardivement, en cas d'insuffisance hépatocellulaire grave (voir chapitre 6).

Dans le cas d'une insuffisance majeure, une encéphalopathie hépatique peut apparaître. Le cerveau est envahi par des substances toxiques, comme l'ammoniaque, que le foie malade n'a pas pu transformer. Le premier stade de l'encéphalopathie se

traduit par un dérèglement moteur, l'astérixis. Cette manifestation, caractérisée par des interruptions brusques du tonus musculaire, est une espèce de tremblement particulièrement visible lorsque le malade tient son bras tendu devant lui, main ouverte et doigts écartés. Un autre signe très évocateur est le fétor hépatique, une haleine douceâtre due à l'élimination par les poumons de substances que le foie n'a pas détoxifiées.
Dans un second stade de l'encéphalopathie, des troubles confusionnels s'associent à l'astérixis. Enfin, le troisième stade se traduit par un coma.
Rappelons-le, l'encéphalopathie est une manifestation très rare de l'hépatite. Mais c'est pour prévenir ses conséquences que les médecins guettent les moindres signes d'insuffisance hépatocellulaire, au risque de passer pour des farfelus quand ils vous inspectent les ongles et s'attardent sur la moindre rougeur que peut présenter votre paume.

questions / réponses

Les symptômes de l'hépatite

1 Une hépatite peut-elle passer inaperçue ?

Oui, c'est ce qui arrive le plus souvent.

2 Quels sont les principaux symptômes de l'hépatite aiguë ?

Le plus caractéristique, l'ictère, est présent dans environ 10 % des cas. Il se manifeste par une coloration jaune plus ou moins prononcée de la peau et des muqueuses. D'autres signes, moins caractéristiques, sont souvent relevés : un syndrome grippal, des troubles digestifs, des douleurs articulaires ou une fatigue générale.

3 Combien de temps peuvent-ils persister ?

De quelques jours à quelques semaines, rarement plus.

4 Quels signes doivent me décider à aller consulter un médecin ?

En cas d'ictère, bien sûr, mais aussi lorsque les symptômes décrits ci-dessus demeurent inexpliqués et persistent.

5 Avec quelles autres maladies peut-on confondre une hépatite ?

En cas d'ictère, le diagnostic est facile. Devant des symptômes moins spécifiques, le diagnostic est plus difficile ; on peut confondre une hépatite aiguë avec une grippe, une gastro-entérite, etc.

6 Qu'est-ce que la jaunisse ?

La jaunisse, qui survient habituellement dans l'enfance, est la plupart du temps une hépatite aiguë A.

7 Des urines foncées suffisent-elles à révéler une hépatite ?

Oui. Il s'agit d'un signe évocateur, plus précoce et plus fréquent que l'ictère net.

8 Quel rapport y a-t-il entre les « crises de foie » et l'hépatite ?

Aucun. Les « crises de foie » ne sont généralement pas d'origine hépatique.

9 Une fois guérie, une ancienne hépatite aiguë peut-elle expliquer des troubles digestifs persistants (l'intolérance à l'alcool, par exemple) ?

Non. Lorsqu'une hépatite aiguë est guérie, elle ne laisse aucune séquelle.

10 Quels symptômes peuvent faire craindre le passage à une forme fulminante ?

D'un point de vue clinique, une grande asthénie, des troubles du sommeil, une somnolence ou des troubles de la conscience (confusion) peuvent être des signes d'alerte. L'examen clinique par le médecin peut aussi mettre en évidence un fétor hépatique (haleine douceâtre) ou un astérixis (une sorte de « tremblement » caractéristique), considérés comme annonciateurs du passage à une forme fulminante.

D'un point de vue biologique, la surveillance des tests de coagulation est essentielle. Une diminution du taux de prothrombine, ou temps de Quick, à moins de 50 % de la norme appelle une orientation vers un service hospitalier spécialisé.

11 Une hépatite aiguë peut-elle être à l'origine d'une dépression ?

Une hépatite aiguë, non. Mais une hépatite chronique accompagnée d'une asthénie intense peut, elle, simuler une dépression.

2 Le diagnostic d'une hépatite aiguë

Le médecin m'examina. A priori, *il n'y avait rien de grave. Le surmenage, sans doute. Ce n'était pas sorcier à deviner. Il me prescrivit un remontant quelconque et, consciencieux comme peut l'être un jeune médecin, me demanda de faire quelques examens sanguins avant de le revoir. Non sans rouspéter, je m'exécutai quelques jours plus tard. Encore une heure de perdue.*

Le surlendemain, je passai au laboratoire récupérer les résultats. Numération globulaire : normale ; formule sanguine : normale. C'était bien la peine de se lever si tôt.

Il y avait une deuxième page. Examen chimique du sang : à l'évidence, le cholestérol et les triglycérides déraillaient un peu. J'allais me faire enguirlander, question régime.

Mais le plus surprenant, c'était la fin du compte-rendu du laboratoire. Deux lignes, tout en bas de la page, s'intéressaient à d'obscures transaminases SGOT et SGPT. Je ne savais pas de quoi il s'agissait, mais je n'ai eu aucun mal à comprendre que quelque chose clochait. Les plafonds étaient crevés. Peut-être étais-je vraiment malade ?

J'ai revu le petit docteur. Cette fois, je l'ai regardé d'un autre œil. Il avait eu l'idée d'aller chercher ces fichues transaminases, il n'était peut-être pas si niais que je l'avais supposé. Lui-même avait changé de ton. Il se montra moins timide, plus savant, et réclama de nouveaux examens, encore plus savants : prothrombine, bilirubine, phosphatases alcalines, gamma-GT... Dans la foulée, il me demanda de faire une échographie.

Les étapes du diagnostic d'une hépatite aiguë

La démarche du médecin soupçonnant une hépatite aiguë dépend du « tableau clinique ». Si celui-ci est évocateur, par exemple en cas d'ictère, il cherchera à confirmer son diagnostic, à le préciser en déterminant de quel type d'hépatite il s'agit et en surveillant les signes d'un éventuel passage à une forme fulminante. Si, à l'inverse, le tableau n'est pas évocateur, comme dans le cas d'une simple fatigue, il devra au préalable savoir si, oui ou non, le foie est malade.

Dès lors que la maladie hépatique est soupçonnée, les investigations peuvent être menées dans deux directions. D'une part, il est possible d'analyser le fonctionnement du foie ; c'est l'objet de ce chapitre. D'autre part, un certain nombre de « marqueurs » aideront à trouver la cause de l'hépatite ; cette phase sera abordée dans le chapitre suivant.

L'examen clinique

Avant de demander un bilan sanguin, le médecin examine votre foie. La percussion lui permet de localiser la limite supérieure du foie, celle qui est située sous les côtes. Quand le médecin frappe avec ses doigts, il se produit un son mat ; quand la sonorité change, c'est que la limite du foie a été dépassée. La palpation permet, elle, de repérer le bord inférieur du foie. À partir de là, on peut déjà diagnostiquer une hépatomégalie, c'est-à-dire un foie anormalement gros.

Quoique systématique, l'examen clinique est rarement parlant, sauf dans les cas où le foie est très volumineux. Il peut toutefois alerter le médecin sur certains cas évolués. La palpation suffit parfois à déceler certains caractères spécifiques d'une cirrhose ; une face antérieure dure et parfois irrégulière, granuleuse, un bord inférieur dur et tranchant, sont des signes qui ne trompent pas un praticien expérimenté.

La cytolyse

Comme peu de choses sont visibles de l'extérieur, c'est dans le sang qu'on pêche les principales informations. Le test par excellence, c'est le dosage des transaminases. Si elles sont élevées, c'est qu'il existe une cytolyse (étymologiquement : une destruction des cellules).

Une explication s'impose. Chaque hépatocyte renferme plusieurs centaines d'enzymes différentes, dont certaines sont spécifiques au foie. C'est le cas en particulier des transaminases ALAT (pour alanine-aminotransférase), également appelées SGPT, qui sont principalement localisées dans le foie.

Chaque fois que l'hépatocyte est agressé, cela laisse des traces. Soit que la cellule ait été détruite, soit que sa paroi ait simplement été altérée, une partie de son contenu se libère dans le sang où, par conséquent, la quantité de transaminases augmente.

Tout le monde a des transaminases dans le sang, puisque des cellules hépatiques meurent en permanence. Mais elles ne sont présentes qu'en quantité limitée. C'est leur augmentation, parfois très importante, qui révèle une cytolyse. Celle-ci n'est pas forcément due à une hépatite virale, puisque tout autre facteur susceptible de léser l'hépatocyte (qu'il soit traumatique, alcoolique, toxique, vasculaire ou immunologique) peut donner lieu à une cytolyse.

Avec les transaminases ASAT (pour aspartate-aminotransférase), ou SGOT, le problème est un peu différent. On trouve ces enzymes dans d'autres tissus que celui du foie, notamment dans le cœur. Un infarctus peut provoquer une destruction des fibres musculaires cardiaques et entraîner une augmentation des transaminases ASAT. Mais dans ce cas, elle ne sera pas accompagnée d'une augmentation des ALAT. En revanche, une augmentation concomitante des ASAT et des ALAT est bel et bien le signe d'une atteinte hépatique.

L'augmentation des transaminases n'est spécifique ni à l'hépatite, ni *a fortiori* à telle ou telle hépatite. Toutefois, une élévation à plus de dix fois la norme évoque plutôt une hépatite aiguë d'origine virale ; une fois passé le pic, parfois très élevé (à 50 ou 100 fois la norme), le retour à un niveau plus proche de la normale est assez rapide. Une élévation plus modérée mais plus stable, entre 1 et 10 fois la norme, suggère plutôt une hépatite chronique. En outre, à la différence des hépatites virales, les hépatites d'origine alcoolique entraînent en général une élévation des ASAT supérieure à celle des ALAT.

En règle générale, une atteinte hépatique se traduit immédiatement par une augmentation des transaminases. L'inverse se vérifie et quand l'agression cesse, la cytolyse cesse aussi.

L'évaluation de la cholestase

L'élévation des transaminases constitue un excellent indicateur d'un problème hépatique, mais elle ne dit pas de quel problème il s'agit. La mesure des gamma-GT, de la bilirubine et des phosphatases alcalines permet d'apprécier une éventuelle cholestase, sans toutefois en désigner la cause.

— Les gamma-GT

Comme les transaminases ALAT et ASAT, les gamma-GT (pour gammaglutamyl-transpeptidases) sont des enzymes dont l'augmentation dans le sang peut être le signe d'une cytolyse. Essentiellement produites par les hépatocytes, elles constituent de ce fait un bon indicateur des affections hépatiques. Mais leur augmentation est en général moins marquée que celle des transaminases et, même dans le cas d'une hépatite aiguë, elles dépassent rarement 5 à 10 fois la limite supérieure de la norme.

Au cours des formes cholestatiques, le test peut être beaucoup plus parlant. Les gamma-GT peuvent alors atteindre des valeurs comprises entre 10 et 20 fois la norme ; en général, une augmentation parallèle des phosphatases alcalines (mais à un degré moindre) est relevée.

Une limite de ce test hépatique vient de ce qu'il peut signaler tout autre chose qu'une hépatite ou une cholestase. L'alcoolisme chronique, le diabète, l'hyperthyroïdie ou certains médicaments peuvent, eux aussi, être à l'origine d'une augmentation des gamma-GT.

— La bilirubine

La bilirubine est un pigment issu de la dégradation des globules rouges du sang. Chaque jour, un adulte normal en produit 500 à

800 micromoles (µmol). À ce stade, la bilirubine est dite « non conjuguée » et n'est pas soluble dans l'eau. Transportée dans le sang par l'albumine, elle est captée par le foie ; elle se dissocie de l'albumine et pénètre dans les hépatocytes. Elle est alors transformée en bilirubine « conjuguée », devient soluble dans l'eau et peut être éliminée dans les urines.

Normalement, la bilirubine conjuguée est ensuite évacuée dans la bile, laquelle est stockée dans la vésicule biliaire avant d'être libérée dans l'intestin pour aider la digestion, ce qui explique la coloration habituelle des selles. Mais dans le cas d'une hépatite, l'évacuation ne se fait pas toujours bien. Au lieu de poursuivre son parcours jusqu'à son élimination dans les selles, une partie de la bilirubine conjuguée est « régurgitée » des cellules hépatiques vers le sang.

L'intensité de l'ictère provoqué par l'hépatite est proportionnelle à l'augmentation de la bilirubine dans le sang. Plus il y a de pigments dans le sang, plus la peau se teinte ; moins il y a de pigments dans les selles, moins elles sont colorées. Le taux de bilirubine dans le sang est normalement de 5 à 17 µmol/l, presque entièrement sous forme non conjuguée. Un subictère apparaît quand la bilirubine sérique dépasse 25 µmol/l. L'ictère est franc au-dessus de 50 µmol/l. Les ictères les plus foncés peuvent correspondre à des taux de 500 µmol/l.

L'augmentation de la bilirubine conjuguée dans le sang traduit un défaut de l'excrétion biliaire, mais elle n'en donne pas la cause. Il peut s'agir d'une hépatite, mais aussi d'une obstruction des voies biliaires indépendante de toute hépatite.

— Les phosphatases alcalines

Tout comme celle de la bilirubine, la mesure des ces enzymes permet de contrôler l'évacuation biliaire. En effet, en cas de cholestase, les hépatocytes accroissent leur production de phosphatases

alcalines, que l'on retrouvera donc en plus grande quantité dans le sang (entre 1 et 4 fois la limite supérieure de la norme).
L'augmentation des phosphatases alcalines peut cependant être due à des affections qui ne sont ni hépatiques ni biliaires, mais osseuses.

L'évaluation de l'insuffisance hépatocellulaire

Des tests spécifiques permettent également d'explorer les différentes fonctions du foie, en particulier la fonction de synthèse des protéines. Ils sont d'un grand secours pour évaluer le degré d'insuffisance hépatocellulaire.

— Les facteurs de coagulation

Parmi les facteurs de coagulation synthétisés par le foie, le plus couramment analysé est le facteur II, ou prothrombine. Le taux de prothrombine, également appelé temps de Quick, est exprimé en référence à un temps témoin considéré comme normal à 100 %. Ce pourcentage baisse à mesure que la vitesse de coagulation diminue.
La mesure du facteur V (pro-accélérine), dont la production ne dépend pas de la vitamine K, est *a priori* plus significative que celle de la prothrombine, mais elle n'est pas réalisable partout. À la différence du taux de prothrombine, le taux de pro-accélérine n'est pas anormal en cas de cholestase (habituellement accompagnée d'une carence en vitamine K), mais seulement en cas d'insuffisance hépatocellulaire.

— L'albumine

Avec la mesure des facteurs de coagulation sanguine synthétisés par le foie, le dosage de l'albumine est le principal test utilisé pour évaluer la fonction de synthèse des protéines. Il s'effectue par électrophorèse, une technique qui consiste à provoquer le déplacement des particules contenues dans l'eau ou le sang sous l'effet d'un champ électrique.

Chez un adulte sain, un litre de sang contient entre 60 et 80 grammes de protéines, dont 45 grammes d'albumine environ. Une baisse, en dessous de 40 grammes par litre, de la concentration dans le sang de cette protéine produite uniquement par le foie peut être un signe d'insuffisance hépatocellulaire, aiguë ou chronique. Néanmoins, certaines limites obligent à nuancer les résultats de ce test. D'une part, les calculs peuvent être faussés soit par d'autres protéines, soit tout simplement parce que le prélèvement sanguin n'a pas été réalisé à jeun ; d'autre part, il existe de nombreuses autres causes d'hypoalbuminémie.

— L'urée sanguine

Une baisse de l'urée sanguine, traduisant un défaut de synthèse de l'urée, est également considérée comme un indice d'insuffisance hépatocellulaire.

— Le cholestérol

Le cholestérol, dont le taux augmente en cas de problème biliaire par défaut d'assimilation des graisses, peut en revanche baisser en cas d'insuffisance hépatique.

— La glycémie

Une hypoglycémie est parfois observée, témoin de l'altération de la fonction glycogénique du foie. Ce test est toutefois considéré comme peu sensible, et l'anomalie n'est en général perceptible qu'en cas d'insuffisance hépatocellulaire majeure.

L'échographie

Beaucoup plus instructive que la radiographie, l'échographie est aujourd'hui le principal procédé d'imagerie utilisé pour le diagnostic des maladies du foie. Elle permet non seulement de confirmer et de préciser les enseignements de l'examen clinique, mais aussi de suspecter une cirrhose ou de repérer une tumeur. Elle permet également, en cas de cholestase, d'orienter le diagnostic soit vers une obstruction des voies biliaires (par un calcul ou une tumeur), soit vers une cholestase d'insuffisance hépatocellulaire (sans obstruction).

Le volume du foie est, avec plus de précision qu'au cours de l'examen clinique, déterminé par l'échographie. Un foie malade peut présenter un volume diminué ou augmenté ; ses contours peuvent être déformés ou irréguliers (on parle alors de dysmorphie). Souvent, une hépatite se traduit par une hépatomégalie ; mais ce signe n'est ni constant, ni propre à l'hépatite.

L'échographie donne également des renseignements sur la structure même de l'organe. Un foie sain renvoie un écho faible et régulier. Si le foie est malade, l'échogénécité peut augmenter soit de manière diffuse — l'interprétation dépend alors en grande partie de l'expérience du médecin — soit irrégulièrement, révélant la présence de zones hyper- ou hypoéchogènes (on parle alors de foie hétérogène).

Une stéatose peut aussi être découverte lors d'une échographie. Mais cette lésion bénigne, liée à l'accumulation de graisse dans les cellules hépatiques, peut affecter des personnes qui n'ont aucune hépatite. À l'examen, la stéatose se traduit par un aspect « brillant » du foie.

L'échographie peut en outre être utile pour mettre en évidence des calculs dans la vésicule biliaire. On parle alors de lithiase

biliaire. Mais il faut savoir que la lithiase biliaire n'est pas plus fréquente chez les personnes qui ont une hépatite que chez les autres. Généralement, elle n'entraîne aucune complication.
D'autres renseignements portent sur les voies biliaires intrahépatiques (dilatées en cas d'obstacle sur la voie biliaire principale), sur les veines sushépatiques ou encore les veines portes intrahépatiques. Une augmentation de la taille des veines portes ou d'autres veines abdominales, ou encore de la rate, est caractéristique de l'hypertension portale qui peut être observée en cas de cirrhose. L'échographie permet enfin de déceler des tumeurs, qu'elles soient bénignes (kystes, angiomes) ou malignes (cancers). Elle sera éventuellement complétée par un examen au scanner (tomodensitométrie) ou par résonance magnétique (IRM), utile pour l'étude des tumeurs, mais aussi des voies biliaires ou des vaisseaux du foie.

questions / réponses

Le diagnostic d'une hépatite

12 Dans quels cas le médecin doit-il demander un bilan hépatique ?

S'il existe des symptômes caractéristiques, comme l'ictère, le médecin peut tout de suite chercher à préciser la nature de l'hépatite et surveiller un éventuel passage à une forme fulminante. Si les symptômes ne sont pas caractéristiques, comme dans le cas d'une fatigue prolongée, il peut au préalable s'assurer de l'existence ou de l'absence d'une affection hépatique.

Le moyen le plus simple est de faire réaliser un dosage des transaminases, permettant de déceler une éventuelle cytolyse.

13 Qu'est-ce que la cytolyse ?

Une destruction des cellules. Dans le cas du foie, il s'agit de la destruction des hépatocytes.

14 Puis-je faire faire les tests hépatiques dans n'importe quel laboratoire ?

Oui, les tests hépatiques habituels sont pratiqués par tous les laboratoires.

15 Le médecin peut-il m'imposer un laboratoire pour réaliser les tests hépatiques ?

Il ne peut pas l'imposer, mais il peut conseiller que des tests successifs soient effectués dans le même laboratoire afin de faciliter les comparaisons au cours de l'évolution de la maladie.

16 Des excès dans les jours précédant la prise de sang peuvent-ils fausser un bilan sanguin ?

Habituellement, non.

17 Tous les examens sanguins sont-ils remboursés ?

Oui.

18 Des transaminases élevées signifient-elles forcément que j'ai une hépatite ?

Pas toujours, mais c'est souvent le cas.

19 Le degré d'élévation des transaminases est-il un signe de gravité de l'hépatite ?

Non. Le dosage des transaminases est un excellent indicateur d'un problème hépatique, mais il ne dit pas quelles en sont les répercussions sur le fonctionnement du foie. On peut avoir des transaminases très élevées (de plusieurs dizaines de fois la norme) à cause d'une hépatite virale aiguë et très bien s'en remettre en quelques semaines. À l'inverse, une augmentation modérée des transaminases peut signaler une hépatite chronique dont les répercussions peuvent être graves.

20 La baisse des transaminases signifie-t-elle que je suis guéri ?

Une baisse n'est pas suffisante. Il faut une normalisation complète et prolongée.

21 L'augmentation du taux de chlolestérol dans le sang est-elle le signe d'un mauvais fonctionnement du foie ?

Généralement non. La plupart du temps, elle est due à une mauvaise alimentation ; elle peut aussi être imputable à une prédisposition génétique. Plus rarement, l'augmentation du taux de cholestérol peut aussi être le signe d'un problème biliaire ou d'une défaillance des cellules hépatiques.

22 Que permet de voir l'échographie ?

C'est un examen qui a pour but d'éliminer des anomalies importantes de la morphologie du foie (cirrhose, tumeur) ou un obstacle sur les voies biliaires (calcul, tumeur). Il ne peut permettre d'étudier avec précision le tissu hépatique. L'échographie abdominale est généralement normale en cas d'hépatite aiguë ou chronique ; habituellement, les anomalies importantes (dysmorphie, foie hétérogène, signes d'insuffisance hépatocellulaire) sont observées au stade de cirrhose.

23 Puis-je faire faire une échographie dans n'importe quel cabinet médical ?

Oui.

3 Les différentes hépatites

Pas de doute, il s'agissait d'une hépatite, bien que les marqueurs viraux A et B se fussent révélés négatifs. L'échographie confirma le diagnostic et suggéra une « hépatite virale avec aspect régressif ».
Après trois visites et autant de prises de sang, mon petit docteur se décida à m'envoyer chez son confrère gastro-entérologue, qui bien entendu réclama des examens complémentaires. Je commençais à être rodé. À peine installé dans le fauteuil, je relevais la manche, je serrais le poing quand il le fallait, comme un vieil habitué, prêt à donner tout le sang que l'on voudrait bien me prendre.
Le spécialiste était un monsieur qui se prenait très au sérieux. C'était un docteur moderne, qui n'écrivait pas de lettres, mais les dictait à un de ces petits magnétophones dont raffolent les gens affairés.
Après avoir félicité son jeune collègue pour ses recherches rondement menées, il formula son diagnostic : « Puisqu'il ne s'agit ni d'une hépatite A, ni d'une hépatite B, il s'agit probablement d'une hépatite non-A, non-B. »
Je me marrais en l'écoutant dicter sa lettre. Combien d'années d'études avait-il suivies, pour avoir le droit de prétendre qu'une hépatite qui n'est ni A, ni B, est probablement *une hépatite non-A, non-B ? Décidément, le*

courant ne passait pas entre nous, et je dois reconnaître que le médecin n'était pas le seul responsable.
Je l'écoutai quand même achever sa missive : « Dans près de cinquante pour cent des cas, les hépatites non-A, non-B tendent à la chronicité. » Là, j'ai cessé de rire.

De la jaunisse aux hépatites virales

Citée par Hippocrate au IVe siècle avant J.-C., décrite plus tard dans le Talmud, la jaunisse fascine depuis longtemps les médecins. Depuis des siècles, ceux-ci soupçonnent le rôle capital du foie dans notre organisme. Pourtant, jusqu'à une période relativement récente, ils n'en avaient qu'une vision partielle, plus ou moins limitée à la fonction biliaire.
Le XIXe siècle enregistre de spectaculaires progrès, tant en ce qui concerne la connaissance des fonctions du foie que celle de ses affections. À la suite de Laennec en 1819, de nombreux médecins s'intéressent à la cirrhose : Kiernan, Charcot, Hanot… Claude Bernard s'attache, lui, à démontrer la fonction glycogénique du foie (voir chapitre 1).
Si l'organe est un peu mieux connu, ses maladies restent tragiquement obscures. Trousseau résume l'impuissance de ses confrères du XIXe siècle : « Il en est de l'ictère comme de l'épanchement pleural, on ne doit jamais dire quelle en sera la terminaison. »
Aussi la jaunisse fait-elle peur. Les poilus le savaient, qui pendant la Première Guerre mondiale furent nombreux à simuler un ictère pour se faire évacuer. Après avoir absorbé des cachets d'acide picrique, ils en présentaient tous les symptômes… sauf les selles décolorées et les urines sombres, ce qui a fait que la supercherie a fini par être découverte.

Depuis la fin du XVIIIe siècle, on suppose qu'un agent extérieur à l'organisme est responsable de ce qu'on appelait alors l'*icterus epidemicus*. Mais il faudra attendre 1942 pour que Findlay et Havens démontrent l'origine virale de l'hépatite endémique. Après guerre, on sait que deux virus au moins peuvent être responsables de ce qu'il est désormais convenu d'appeler l'hépatite. Mais les médecins continuent à classer les hépatites, non pas en fonction de leur origine virale, mais en fonction de l'intensité de l'ictère.
En 1963, le futur prix Nobel de médecine Baruch S. Blumberg met en évidence une substance dans le sang de patients australiens atteints d'hépatite : l'antigène Australia. On dispose enfin d'un « marqueur » d'un virus d'hépatite.
Quelques années plus tard, en 1968, le même Blumberg identifie une structure moléculaire caractéristique de l'enveloppe du virus de l'hépatite B. Le terme d'antigène Australia est abandonné pour celui, moins poétique mais plus adapté, d'antigène HBs, c'est-à-dire antigène de surface de l'hépatite B.
Le virus de l'hépatite A est isolé en 1973, et celui de l'hépatite D en 1977. Dès cette époque, on sait qu'il existe aux moins deux autres types de virus responsables d'hépatite. L'un se rapproche du virus de l'hépatite A par sa transmission féco-orale et son incubation courte, l'autre du virus de l'hépatite B par sa transmission parentérale (transfusions et matériel contaminé par le sang) et son incubation longue. Ces deux virus sont identifiés à la fin des années 1980 ; le premier est le virus de l'hépatite E, le second celui de l'hépatite C. Plus récemment encore, en 1995, un nouveau virus a été découvert : celui de l'hépatite G, voisin de celui de l'hépatite C.
Depuis cinquante ans, des chercheurs se sont acharnés à trouver les virus responsables de la plupart des hépatites ; avec l'identification des principaux d'entre eux, un progrès immense a été accompli, ouvrant la porte à la vaccination (voir chapitre 4).

D'autres chercheurs ont mis au point les premiers traitements antiviraux. En parallèle, l'hépatotoxicité de l'alcool ou des médicaments a été mieux comprise, et même les hépatites auto-immunes commencent à révéler leurs secrets. Pourtant, il faut bien reconnaître qu'à la fin du XXe siècle, le foie recèle d'immenses zones d'ombre qu'aucun chercheur n'a encore su éclairer.

Histoire des hépatites virales

— 1791 : *L'Historia icterorum epidemicorum*, une des premières descriptions connues de l'hépatite épidémique, est publiée par M. Lange.
— 1819 : Laennec décrit la cirrhose.
— 1855 : Claude Bernard démontre la fonction glycogénique du foie.
— 1892 : Hanot décrit la *Cirrhose hypertrophique avec ictère chronique.*
— 1942 : G.M. Findley et W.P. Havens démontrent l'origine virale de l'hépatite épidémique.
— 1963 : Blumberg identifie l'antigène Australia.
— 1968 : L'antigène Australia est reconnu comme antigène de surface du virus de l'hépatite B (antigène HBs).
— 1973 : Feinstone découvre le virus de l'hépatite A.
— 1977 : Rizzetto découvre l'antigène du virus D (ou delta).
— 1988 : Les équipes de Bradley et Houghton identifient le virus de l'hépatite C.
— 1988 : Le virus de l'hépatite E est identifié.
— 1995 : Découverte du virus de l'hépatite G.

L'hépatite A

Le virus de l'hépatite A (VHA) appartient à la famille des picornavirus, comme le virus de la poliomyélite. Il se transmet par les

aliments, eux-mêmes contaminés par les selles des personnes infectées. Ce mode de transmission explique que d'autres infections, comme la salmonellose ou la fièvre typhoïde, soient parfois associées à l'hépatite A.
Le virus est présent partout dans le monde, même s'il préfère la misère et la saleté pour se développer. Dans les pays pauvres, les hommes sont en général contaminés très tôt dans leur vie. Ce n'est pas forcément un mal, puisque la plupart du temps, l'hépatite A est asymptomatique chez les jeunes enfants. Une fois contaminés, ceux-ci produisent des anticorps qui les immunisent pour toute leur vie.
Dans les pays occidentaux, nous sommes exposés de plus en plus tard au virus de l'hépatite A. En 1978, 50 % des Français de 20 ans étaient immunisés. En 1990, ils n'étaient plus que 20 %. Paradoxalement, une telle évolution n'est pas sans danger, puisque la gravité de la maladie augmente avec l'âge. Chez l'adolescent et l'adulte jeune, on observe au maximum fièvre, ictère et fatigue ; chez le vieillard, la maladie peut prendre des formes plus graves.
Une hépatite A dure en général de quatre à six semaines, après quinze à quarante-cinq jours d'incubation. Elle ne devient jamais chronique. Tout au plus peut-elle persister ou rechuter. Cela arrive dans 10 à 20 % des cas, l'infection virale pouvant alors se maintenir jusqu'à six à douze mois.
Quant au risque d'hépatite fulminante, il est très faible, de l'ordre de 1 pour 1 000, voire pour 10 000. Les formes fulminantes surviennent la plupart du temps chez les personnes âgées, mais une maladie hépatique préexistante et l'association à une infection par le virus B sont également des facteurs d'aggravation.
Les antigènes du virus ne sont pas détectables dans le sang. Aussi le diagnostic d'une hépatite A aiguë repose-t-il sur la présence d'anticorps spécifiques anti-VHA de type IgM, témoins de la

réponse immunitaire de l'organisme. Ces anticorps apparaissent dès les premiers symptômes et persistent en général pendant au moins trois mois. Plus tard, des anticorps anti-VHA de type IgG apparaissent ; ils sont le signe de l'immunisation de l'individu.

L'hépatite B

Alors que les autres virus d'hépatite sont des virus à ARN, celui de l'hépatite B (VHB) possède de l'ADN comme matériel génétique. Cet ADN n'est constitué « que » de 3 200 nucléotides, soit le plus petit bagage génétique connu de virus à ADN parasitant les animaux. (En comparaison, l'ADN du virus de l'herpès compte 10 000 nucléotides.)

Le virus se transmet essentiellement par voie sexuelle ou sanguine. Son incubation est longue, entre un mois et demi et trois mois. L'hépatite B peut être associée à d'autres infections présentant le même mode de contamination : blennorragie, syphilis, sida…

Contrairement à l'hépatite A, l'hépatite B peut devenir chronique. On estime que près de 350 millions d'individus sont ainsi porteurs du virus B dans le monde. Ce chiffre n'est bien sûr qu'une extrapolation, mais il donne la mesure de l'importance de la maladie, directement responsable de plusieurs centaines de milliers de décès chaque année. L'hépatite B sévit surtout en Afrique intertropicale et en Asie du Sud-Est, où la quasi-totalité de la population rencontre le virus à un moment ou à un autre de la vie, et où 5 à 20 % des habitants seraient des porteurs chroniques. L'endémie est moins forte en Afrique du Nord, au Moyen-Orient et en Extrême-Orient, où le portage chronique du virus de l'hépatite B concernerait 1 à 5 % de la population.

L'hépatite B dans le monde

Pourcentage de porteurs de l'antigène HBs

Basse endémie : de 0,1 à 1 %
Moyenne endémie : de 1 à 5 %
Haute endémie : de 5 à 20 %

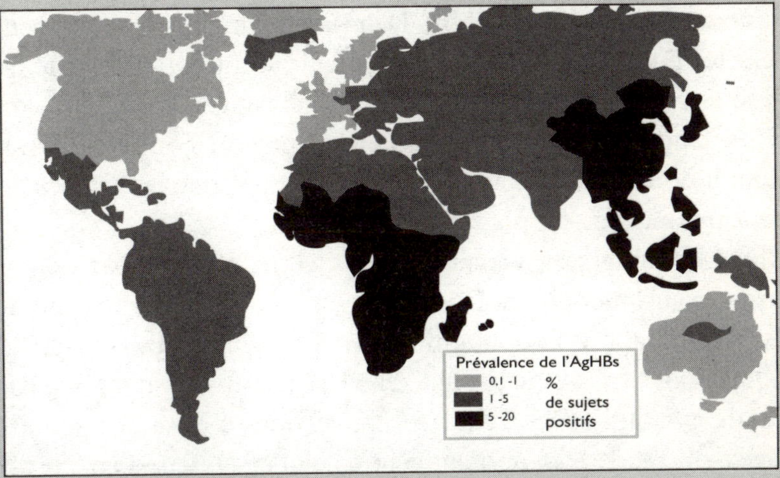

(Source : *Hépatites virales*)

Enfin, dans les pays occidentaux, la proportion de porteurs chroniques varie entre 0,1 et 1 %.

En ce qui concerne la France, il y aurait 150 000 porteurs chroniques du virus de l'hépatite B, soit 0,3 % de la population. Entre 20 000 et 50 000 d'entre eux ont une cirrhose post-hépatitique B.

Redoutée pour les risques de chronicité qu'elle comporte (5 % chez l'adulte, près de 100 % chez le nouveau-né), l'hépatite B peut également être grave sous sa forme aiguë. Quoique limitée, la probabilité de voir se développer une forme fulminante est en effet plus importante que pour l'hépatite A, de l'ordre de 1 pour 1 000.

Les marqueurs de l'hépatite B

Dans le sang, les différents marqueurs de l'hépatite B n'apparaissent pas au même stade de la maladie. Ils sont donc de précieux informateurs pour le médecin. Dans une première phase, on peut détecter l'antigène HBs. Cet antigène de surface, qui persiste en général entre une semaine et trois mois, signale la présence du virus. Simultanément, ou peu après, apparaît l'antigène HBe, témoin de la multiplication du virus. C'est là que les risques de transmission sont les plus élevés.
Après les antigènes, viennent les anticorps produits par l'organisme pour lutter contre le virus. Le premier à apparaître, moins d'un mois après la contamination, est l'anticorps anti-HBc. Quand tout se passe bien, l'antigène HBe est ensuite remplacé par l'anticorps anti-HBe. Cette séroconversion (c'est-à-dire le passage de l'état de porteur d'antigène à celui de porteur d'anticorps) est le signe que la réplication virale diminue, que l'antigène HBs va bientôt disparaître lui aussi et que l'anticorps anti-HBs va apparaître. Ce dernier pourra demeurer plusieurs années avant de

Évolution des marqueurs viraux au cours de l'hépatite B aiguë

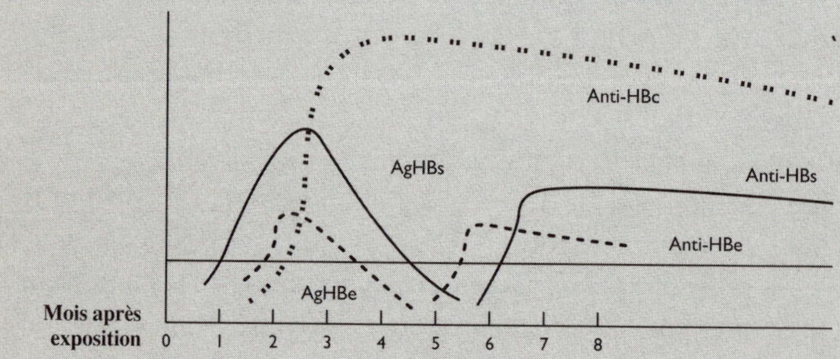

disparaître à son tour. Il ne restera alors que l'anti-HBc, signe d'une hépatite ancienne et de l'immunisation de l'organisme.

Si l'antigène HBe persiste au-delà de 8 à 10 semaines après l'apparition des symptômes, c'est que le réplication virale continue et qu'une infection chronique se développe. Dans ce cas, l'antigène HBs ne disparaîtra pas et l'anticorps anti-HBs n'apparaîtra pas.

Dans certains cas, il est nécessaire de ne pas se contenter de ces marqueurs et de rechercher l'ADN même du virus. Cette recherche, qui permet d'apprécier l'intensité de la multiplication virale en cas d'hépatite chronique, est également très utile quand on a affaire à un virus « mutant » qui se multiplie sans produire d'antigène HBe.

Surveiller le passage à la chronicité

Trois mois après l'infection, trois cas de figures se présentent :

— L'antigène HBs est négatif, les transaminases sont normales, l'antigène HBe est négatif et l'anticorps anti-HBe est positif : le malade est guéri. (Plus tard, apparaîtra l'anticorps anti-HBs).

— Les antigènes HBs et HBe sont positifs, les transaminases demeurent élevées ; l'ADN viral est positif : l'hépatite devient chronique.

— L'antigène HBs est positif ; l'antigène HBe est négatif, l'anticorps anti-HBe est positif ; l'ADN est négatif ; les transaminases sont normales : le sujet est présumé porteur sain (un suivi annuel est toutefois conseillé).

L'hépatite C

Après des années de recherche, le virus de l'hépatite C (VHC) a été découvert à la fin des années 1980. Plus exactement, son génome a été identifié, car le virus lui-même restait insaisissable. Rusé, habile au camouflage et, comme le virus du sida, capable de modifier son apparence (ses antigènes de surface), le virus de l'hépatite C est un virus à ARN, premier représentant d'une nouvelle famille de virus, les hépacivirus. Il vaudrait d'ailleurs mieux parler des virus de l'hépatite C, puisqu'on connaît l'existence d'au moins six souches principales (ou génotypes), numérotées de 1 à 6, chacune d'entre elles pouvant elle-même être subdivisée en plusieurs sous-types identifiés par une lettre. En France, le génotype du VHC le plus fréquent est le 1b. Responsable d'environ la moitié des hépatites C, il est très répandu chez les personnes contaminées lors d'une transfusion. Le génotype 3a, plus fréquent chez les personnes contaminées par toxicomanie intraveineuse, représente 30 % des cas d'hépatite C. Moins spécifiques, les génotypes 1a et 2a sont moins fréquents en France. Enfin, les génotypes 4, 5 et 6 demeurent rares. Ils sont essentiellement découverts chez des patients originaires d'Afrique ou d'Asie.

Quel que soit son génotype, le virus de l'hépatite C se transmet essentiellement par le sang, à l'occasion d'une transfusion ou d'une piqûre avec une aiguille infectée. Son pouvoir infectant est bien inférieur à celui du virus B, en raison d'une relativement faible concentration de particules virales dans le sang (de l'ordre de 1 million de virus par millilitre de sang, soit cent fois moins que pour l'hépatite B).

Plus encore que pour l'hépatite B, il est difficile de donner des statistiques mondiales sur l'hépatite C. Entre 100 et 300 millions de personnes seraient porteuses chroniques du virus, selon une répartition géographique qui ne recoupe pas exactement celle du virus de l'hépatite B. En Afrique noire, 10 % des individus seraient porteurs du virus. Mais dans d'autres zones où l'endémie est forte pour l'hépatite B, le virus C semble peu répandu.

Dans les pays développés, on note une zone de prévalence modérée au Japon et en Europe du Sud (1,5 %) et faible en Europe du Nord (< 0,5 %). En France, l'estimation le plus souvent retenue est inférieure à 1 % de la population, soit 500 000 porteurs chroniques du virus — 50 % d'entre eux auraient été contaminés à l'occasion d'une transfusion, et 25 % par toxicomanie intraveineuse.

La plupart du temps asymptomatique, l'hépatite aiguë C se caractérise par une élévation modérée des transaminases (10 à 20 fois la norme), dans un délai de un à deux mois après la contamination (six semaines en moyenne). Au bout de deux mois, les transaminases peuvent se normaliser. L'ictère n'est présent que dans 10 % des cas.

L'hépatite C ne prend jamais une forme fulminante, mais elle tend à devenir chronique dans près de 80 % des cas : la grande variabilité génétique du virus lui permet en effet d'échapper à la réponse immunitaire de l'organisme. Il se pose là un important problème de santé publique, puisque 20 % des hépatites chroniques C peuvent donner naissance à une cirrhose, en général au bout de dix à vingt ans.

Au départ anodine, l'hépatite C est ainsi la cause de complications fréquentes, qui apparaissent parfois après 20 ou 30 ans d'évolution.

Les marqueurs de l'hépatite C

Les tests utilisés aujourd'hui permettent la recherche d'anticorps dirigés contre de nombreux antigènes du virus de l'hépatite C. Ils ne sont pas forcément tous détectables, mais la présence d'un seul d'entre eux suffit à signaler la présence du virus. On connaît mal la spécificité de chacun de ces anticorps et, à la différence de l'hépatite B, il est impossible d'en tirer des conclusions sur le stade de la maladie.

Les tests se sont beaucoup améliorés depuis 1989. Toutefois, il peut subsister des « faux positifs » (moins de 0,5 % des cas), et des « faux négatifs », soit chez les personnes qui ont une mauvaise réponse immunitaire (transplantés, porteurs du virus du sida…), soit parce que le virus est encore en phase d'incubation. On peut alors avoir recours à l'amplification génomique (PCR, pour *polymerase chain reaction*) qui permet de détecter l'ARN du virus de l'hépatite C et de mettre en évidence la présence du virus dans le sang (virémie), consécutive à sa multiplication dans les cellules du foie.

Il existe actuellement des tests permettant de quantifier la virémie, ou charge virale, en mesurant la quantité d'ARN viral dans le sérum. D'autres tests permettent de « génotyper » le virus, autrement dit de préciser à quel génotype il appartient. Ces deux examens, quantification et génotypage, sont utiles pour évaluer les chances de réponse au traitement (voir chapitre 10).

L'hépatite D

Le virus de l'hépatite D (VHD), ou virus delta, ne se trouve jamais seul. C'est un virus défectif qui ne peut se multiplier sans la présence du virus de l'hépatite B. Comme le virus de l'hépatite B, il est transmissible par le sang ou par voie sexuelle. Il se réplique soit lors d'une coinfection (l'infection est due aux deux virus associés), soit lors d'une surinfection (un porteur de l'hépatite B rencontre le virus de l'hépatite D).

L'infection par le virus delta est endémique en Afrique intertropicale, au Moyen-Orient et, dans une moindre mesure, en

Amérique centrale et en Europe du sud. En revanche, le virus serait peu répandu dans le Sud-Est asiatique, malgré la très forte prévalence de l'infection par le virus de l'hépatite B.
L'hépatite delta se propage parfois en de véritables épidémies, comme celles qu'on a observées à Naples en 1977 ou chez les indiens Yupca du Venezuela en 1981. Elle semble avoir été introduite en Europe de l'Ouest par la communauté toxicomane qui est particulièrement exposée et représente le réservoir majeur de diffusion du virus. En dehors de la population spécifique des toxicomanes, l'hépatite D demeure rare en France, et la prévalence du virus reste relativement faible chez les hémodialysés comme chez les homosexuels.
L'incubation, voisine de celle du VHB, dure huit semaines en moyenne. Dans le cas d'une coinfection, l'hépatite delta ressemble à une hépatite B classique, le plus souvent avec deux pics successifs d'élévation des transaminases correspondant aux deux attaques virales distinctes. Si l'hépatite aiguë peut être sévère, voire fulminante, la coinfection évolue rarement vers une forme chronique.
La surinfection delta d'un porteur chronique du virus de l'hépatite B est plus grave. Le portage chronique du virus B facilite en effet la réplication du virus delta et sa persistance. Aussi la surinfection delta est-elle dans 80 % des cas responsable d'hépatites chroniques.
L'antigène delta est très rarement détectable dans le sang. Les anticorps anti-delta apparaissent 2 à 5 semaines après le début de l'hépatite ; pendant les deux premières semaines, ils sont essentiellement de classe IgM ; peu à peu, ils sont remplacés par des anticorps de classe IgG.
C'est en fait à travers les marqueurs de l'hépatite B que l'on peut distinguer la coinfection de la surinfection delta. Dans le cas d'une coinfection, on note la présence d'anticorps anti-HBc de

classe IgM. Dans le cas d'une surinfection, le portage chronique du virus de l'hépatite B est signalé par l'absence de l'anticorps anti-HBc de classe IgM.

L'hépatite E

Le virus de l'hépatite E a été identifié en 1988. C'est un virus à ARN qui fait partie de la famille des calicivirus. Comme le virus de l'hépatite A, il se transmet par l'eau et les aliments contaminés par les matières fécales.
Rare en Europe, l'hépatite E est fréquente en Inde, en Asie du Sud-Est, en Afrique et en Amérique latine. Elle provoque parfois d'importantes épidémies pouvant toucher, au terme de dix à quarante jours d'incubation, plusieurs dizaines de milliers de personnes. En France, elle n'affecte que les voyageurs qui reviennent d'une zone d'endémie.
L'hépatite E n'est pas grave, sauf en cas de grossesse ou de dénutrition. C'est surtout pendant le troisième trimestre que la maladie est particulièrement dangereuse. Sans que l'on sache très bien pourquoi, 10 à 30 % des femmes enceintes contaminées à ce stade présentent une hépatite fulminante, à l'origine d'un fort taux de mortalité.
Les réinfections sont possibles, l'immunité naturelle étant limitée, mais l'hépatite E ne devient jamais chronique.

Les hépatites F et G

Citons pour mémoire le virus de l'hépatite F, dont on soupçonne l'existence depuis plusieurs années, mais qui n'a jamais été identifié. Ce virus pourrait être incriminé dans la survenue de certaines hépatites fulminantes d'un type très particulier, associées à un arrêt de la production des globules sanguins (aplasie médullaire).

En revanche, on connaît bien maintenant le virus de l'hépatite G (VHG), qui est venu en 1995 allonger la liste des virus responsables d'hépatites, et dont on distingue plusieurs génotypes. Comme le virus de l'hépatite C dont il est cousin (il appartient lui aussi à la famille des hépacivirus), il se transmet essentiellement par voie sanguine. Quelque 20 à 30 % des toxicomanes intraveineux et 10 % des personnes ayant été transfusées seraient porteurs du virus de l'hépatite G, qui est probablement plus fréquent que celui de l'hépatite C. (Des études ont fait état de sa présence chez 3 % des donneurs de sang, ce qui, rapporté à la population française, signifierait que 1,8 million de personnes sont contaminées.) Toutefois, le pouvoir pathogène de ce virus (son « agressivité ») semble pratiquement nul. Dans la quasi-totalité des cas, les porteurs chroniques ne développent ni symptômes d'hépatite ni même de maladie hépatique : 80 à 90 % des sujets infectés par le VHG ont des transaminases normales. Par ailleurs, le virus de l'hépatite G n'est pas un facteur aggravant de l'hépatite C, auquel il est fréquemment associé, et n'influence pas la réponse au traitement.

L'infection par le virus de l'hépatite G ne semble donc pas entraîner de maladie hépatique. On a décrit des cas exceptionnels d'hépatite fulminante avec des tests positifs pour le VHG. Cependant, la plupart des études suggèrent qu'il s'agit de coïncidences, et non pas d'un lien de cause à effet. Par ailleurs, la responsabilité du VHG n'a jamais été démontrée en cas de cirrhose ou de cancer du foie.

À l'heure actuelle, les tests de dépistage du VHG demeurent réservés aux services spécialisés. Il s'agit, comme pour le VHC, de tests de détection de l'ARN du virus par PCR et de détection des anticorps (anti-VHG).

Autres hépatites d'origine virale

Malgré la découverte récente du virus G, il reste encore un certain nombre d'hépatites virales d'origine inconnue. Ces hépatites sont rares : entre 5 et 10 % des cas. Certaines d'entre elles pourraient être dues à une infection par des virus B mutants ; une autre partie peut être imputable à un manque de sensibilité des tests ; mais l'existence d'autres virus n'est pas non plus à exclure.

En outre, les virus des hépatites proprement dits ne sont pas les seuls responsables d'hépatites. Certains, comme le cytomégalovirus (CMV), le virus d'Epstein Barr (responsable de la mononucléose infectieuse) ou les *Herpès simplex* virus de type 1 et 2, peuvent également provoquer une atteinte hépatique, bien que leur cible principale ne soit pas la cellule du foie. Il s'agit habituellement d'hépatites aiguës bénignes, qui guérissent sans passage à la chronicité.

La présence du cytomégalovirus, relativement fréquente chez les transfusés ou les immunodéprimés, est attestée par les IgM anti-CMV (sauf chez les personnes immunodéprimées, pour lesquelles il faut avoir recours à d'autres méthodes de recherche). En cas de mononucléose infectieuse, l'élévation des transaminases est très fréquente. La présence du virus peut être confirmée par un MNI-test ou par la recherche des anticorps anti-VCA (dirigés contre l'antigène de capside) de type IgM. Enfin, les *Herpès simplex* virus de type 1 et 2 sont rarement responsables d'hépatites, sauf chez la femme enceinte ou les personnes immunodéprimées, chez qui l'hépatite peut être grave. Le diagnostic s'établit par la recherche d'anticorps anti-VHS de type IgM.

L'hépatite alcoolique

Les virus ne sont pas les seuls responsables d'hépatites. L'alcool peut lui aussi entraîner une hépatite aiguë. On ne sait pas très bien par quel mécanisme l'alcool attaque l'hépatocyte. L'acétaldéhyde, un métabolite de l'alcool, pourrait être en cause ; des facteurs immunitaires sont aussi soupçonnés. Ce qui est sûr, c'est que les hommes ne sont pas égaux face à l'alcool. Certains résistent à une intoxication importante et prolongée, d'autres non.

Souvent, l'hépatite alcoolique est associée à une stéatose, c'est-à-dire à une accumulation de graisses dans les cellules du foie. (Il peut aussi y avoir une stéatose sans hépatite.) Après arrêt de l'intoxication alcoolique, la stéatose disparaît sans laisser de séquelles. Il arrive aussi que l'hépatite régresse complètement, mais le plus souvent elle laisse derrière elle une cicatrice, sous la forme de tissu fibreux. Si l'intoxication alcoolique reprend, ce tissu fibreux peut se développer et évoluer vers une cirrhose.

L'hépatite alcoolique peut se déclarer sous une forme mineure, avec peu ou pas de symptômes, mais avec un certain nombre d'anomalies hépatiques qui disparaissent si le malade arrête de boire. Le taux de bilirubine dans le sang est plus ou moins augmenté, au profit de la fraction conjuguée. Les transminases augmentent peu, l'ASAT étant presque toujours supérieure à l'ALAT. Les gamma-GT peuvent atteindre 10 à 20 fois la norme ; les phosphatases alcalines sont normales ou augmentées.

Plus rares, les formes majeures surviennent en général quand la cirrhose est déjà constituée. Les symptômes principaux sont les douleurs de l'hypocondre droit, la fièvre et l'ictère. Les tests hépatiques montrent une insuffisance hépatocellulaire, avec une baisse du taux de prothrombine et du facteur V. Le taux de l'albumine diminue sous l'effet conjugué de l'insuffisance hépatocellulaire et de la dénutrition, fréquente dans ces cas-là. Les immunoglobulines sont fréquemment augmentées, en particulier celles de type IgA. Enfin, on note souvent une augmentation importante des globules blancs (polynucléaires neutrophiles), dont le nombre peut être supérieur à 20 000 par millimètre cube.

L'hépatite médicamenteuse

Parmi les autres intoxications pouvant être à l'origine d'hépatites, celles que provoquent les médicaments sont fréquentes. Elles affectent en particulier les personnes de plus de quarante ou cinquante ans, âge à partir duquel les hépatites virales se font plus rares, tandis que l'usage des médicaments augmente.

Près de 600 médicaments sont suspectés d'être hépatotoxiques. Bien sûr, ceux qui seraient toxiques pour tout le monde ne sont pas mis sur le marché. Mais la difficulté vient de ce qu'un médicament non toxique pour la plupart des gens peut être un véritable poison pour certains, soit pour des raisons génétiques, physiologiques (grossesse par exemple) ou nutritionnelles, soit à cause de la prise d'autres médicaments, voire d'une maladie hépatique déjà déclarée.

La plupart des médicaments sont liposolubles, c'est-à-dire solubles dans les graisses. C'est dans le foie qu'ils sont transformés en métabolites hydrosolubles, qui peuvent être éliminés par le rein. Mais parfois, il se produit une erreur et le métabolite devient chimiquement très réactif. Il devient alors toxique pour le foie, soit directement, soit en provoquant une réaction immunoallergique.

Les hépatites médicamenteuses peuvent être cytolytiques, c'est-à-dire accompagnée d'une destruction des cellules hépatiques. On enregistre en conséquence une augmentation des transaminases, surtout des ALAT ; les phosphatases alcalines et les gamma-GT sont normales, la bilirubine conjuguée est élevée. Cette forme s'accompagne souvent d'une insuffisance hépatocellulaire, en général modérée, mais certains cas peuvent être sévères, voire donner lieu à une hépatite fulminante. Elles peuvent aussi être cholestatiques, avec ou sans lésion des hépatocytes, mais avec une augmentation des phosphatases alcalines et des gamma-GT. Dans tous les cas, l'arrêt du médicament s'impose, au risque de voir survenir soit une hépatite fulminante, soit des lésions d'hépatite chronique.

Certains empoisonnements autres que médicamenteux peuvent également provoquer une hépatopathie. L'amanite phalloïde, le phosphore blanc, certains solvants industriels, certains herbicides sont eux aussi à l'origine d'hépatites aiguës toxiques, parfois graves.

L'hépatite auto-immune

Parfois appelées « maladies du soi », les maladies auto-immunes sont dues à un mécanisme troublant. Le système immunitaire se rend coupable d'une erreur d'interprétation, agressant les cellules qu'il est censé protéger. C'est ce qui se passe dans le cas de l'hépatite auto-immune, où les lésions des hépatocytes sont

provoquées par l'organisme lui-même. Comme d'autres maladies auto-immunes, cette hépatite est plus fréquente chez la femme que chez l'homme.
L'hépatite auto-immune est une maladie chronique. Elle affecte surtout les femmes entre la puberté et la ménopause, et peut être précédée par des manifestations considérées comme auto-immunes : douleurs articulaires ou polyarthrite rhumatoïde, éruption cutanée, thyroïdite ou hyperthyroïdie…
Dans le sang du malade, on peut mettre en évidence, outre les indicateurs habituels des lésions hépatiques, des anticorps spécifiques : anticorps anti-noyau, anti-muscle lisse ou anti-microsome. On découvre souvent les antigènes HLA-B8 ou HLA-DR3, connus comme étant associés à diverses maladies auto-immunes. D'ailleurs, cette hépatite est souvent accompagnée par d'autres maladies considérées comme auto-immunes.
On note parfois la présence du virus de l'hépatite C dans des hépatites auto-immunes. Il s'agit en général de véritables hépatites C, auxquelles est associée la présence modérée d'anticorps spécifiques des maladies auto-immunes, mais dont la présence n'aggrave pas l'hépatite. Mais dans d'autres cas, il s'agit de véritables maladies auto-immunes auxquelles s'ajoute une infection par le VHC, soit par association fortuite, soit que le VHC lui-même ait favorisé le déclenchement de la maladie auto-immune. Bien que délicate, la distinction entre ces deux catégories est néanmoins importante puisque, comme nous le verrons au chapitre 10, elles n'appellent pas le même traitement.

questions/réponses

Les différentes hépatites

24 Peut-on mourir d'une hépatite aiguë ?

Très rarement, une hépatite aiguë, quelle qu'en soit la cause, peut entraîner une insuffisance hépatique mortelle (hépatite fulminante).

25 La gravité d'une hépatite varie-t-elle en fonction des personnes ? de l'état de santé ?

Les facteurs aggravants d'une hépatite aiguë sont mal connus. L'état préexistant du foie joue un rôle important. Par ailleurs, la prise de médicaments au cours de l'hépatite aiguë peut être néfaste.

26 La gravité d'une hépatite varie-t-elle en fonction de l'âge ?

En général, l'hépatite est plus grave chez les sujets âgés.

27 Certaines hépatites virales sont-elles plus graves que d'autres ?

Oui, dans la mesure où, par exemple, le virus B et le virus D sont plus souvent responsables d'hépatites fulminantes que le virus A.

28 Les marqueurs viraux sont-ils totalement fiables ?

Ils sont très fiables, mais aucun d'entre eux ne l'est à 100 %.

29 Si j'ai fait une recherche (négative) d'anticorps anti-VHC avant 1991, dois-je la refaire aujourd'hui ?

Oui, s'il y a suspicion d'hépatite chronique C. Un résultat négatif avec les tests de première génération peut se révéler positif avec les tests actuels.

30 Un virus d'hépatite peut-il s'attaquer à d'autres organes que le foie ?

La plupart du temps, les virus des hépatites n'atteignent que le foie. Rarement, ils entraînent (en général indirectement) l'atteinte d'autres organes.

31 La présence d'anticorps suffit-elle à prouver que j'ai une hépatite virale aiguë ?

Cela dépend des anticorps. Les anticorps de type IgM sont spécifiques des hépatites aiguës. Mais d'autres peuvent témoigner d'une infection ancienne et guérie (comme, par exemple, l'anticorps anti-HBs).

32 L'absence d'anticorps suffit-elle à prouver que je n'ai pas d'hépatite virale aiguë ?

A priori, oui. Toute hépatite virale s'accompagne soit immédiatement, soit après un certain délai, de l'apparition d'anticorps spécifiques. Mais dans certains cas, notamment d'hépatite C, les anticorps peuvent apparaître tardivement (quelques jours à quelques semaines après l'hépatite).

33 Quelles règles suivre pour éviter une hépatite médicamenteuse ?

La plus prudente est de ne prendre que les médicaments nécessaires en respectant scrupuleusement la dose prescrite par votre médecin.

34 Existe-t-il dans tous les cas des médicaments de remplacement moins toxiques pour le foie ?

Pas toujours. C'est pourquoi certains médicaments, exceptionnellement responsables d'hépatites, sont quand même utilisés du fait de leur grand intérêt thérapeutique.

4 La transmission de l'hépatite

À force de fréquenter les médecins, j'ai fini par en savoir un peu plus sur l'hépatite. Mais je ne comprenais toujours pas comment j'avais bien pu en attraper une.
J'avais beau chercher, remuer tous les événements des mois précédents dans l'espoir de découvrir un détail oublié, je ne trouvais pas l'embryon d'une piste, virale ou non. Une intoxication médicamenteuse ? Un cachet d'aspirine de temps à autre, ce n'était pas cela. Des produits toxiques ? L'encre d'imprimerie ? Difficile à imaginer. Alors, des voyages ? Mon dernier séjour en Afrique remontait à plus d'un an, et il avait eu lieu dans des conditions tout à fait convenables…
Quelques semaines auparavant, je me défendais de toutes mes forces contre ceux qui suggéraient que je puisse être malade. Depuis, j'avais admis ma maladie et, dois-je l'avouer, j'y trouvais même une sorte de réconfort. Je l'utilisais comme un joker autorisant mes défaillances et mes sautes d'humeur.
Hélas, j'étais incapable de prouver mon hépatite en disant : « Je l'ai attrapée à telle occasion ». J'en retirai une certaine culpabilité. Comme si je n'avais pas vraiment eu une hépatite.
Ces nausées, cette fatigue, ces transaminases, je ne les avais pourtant pas inventées. Mais autour de moi,

je sentais monter le doute. Quelqu'un, je ne sais plus qui, finit par lâcher le mot : « C'est peut-être dans ta tête que cela se passe. »

La transmission par les aliments

La transmission des virus des hépatites A et E se fait par ingestion d'eau ou d'aliments contaminés ; on dit qu'elle est entérale. Les autres hépatites virales (B, C, D et G) ne se transmettent pas par les aliments ; leur transmission est dite parentérale.

Chez une personne infectée par un virus A ou E, la virémie est très brève et la période de contagion demeure limitée. Mais le danger n'est pas écarté pour autant : quand les cellules infectées sont détruites, les particules virales sont libérées dans le sang et évacuées par les matières fécales. Or, les virus sont capables de survivre à l'extérieur de l'organisme. Le virus de l'hépatite A peut demeurer pendant une semaine à l'air ambiant et, surtout, pendant plusieurs mois dans l'eau. Cette faculté explique le rôle de l'eau ou des coquillages dans la plupart des épidémies. (Il faut quand même savoir que le virus de l'hépatite A ne résiste pas à une cuisson prolongée.)

La transmission entérale est favorisée par un manque d'hygiène et par la promiscuité, mais elle a toujours besoin d'un vecteur alimentaire. Il peut s'agir de l'eau de boisson : dans Sarajevo assiégée, des puits contaminés ont provoqué des épidémies d'hépatite ; la fermeture des puits les a aussitôt stoppées. Mais il peut s'agir aussi d'aliments crus ou mal cuits, infectés par un cuisinier en période d'incubation.

Dans les pays où l'hygiène est douteuse, la contamination est très précoce. Dans de nombreux pays d'Afrique, d'Amérique du Sud et d'Asie, la quasi-totalité des enfants de moins de dix ans

ont rencontré le virus de l'hépatite A. En France, la contamination tend à devenir beaucoup plus tardive.
Préservés de la maladie pendant leur enfance, les adultes sont de moins en moins souvent immunisés. C'est alors au cours des voyages dans des pays à faible niveau d'hygiène que le risque est le plus grand. En cela, l'hépatite A tend à se rapprocher de l'hépatite E, qui est chez nous une véritable « maladie du voyageur ». Dans les zones d'endémie, le risque d'hépatite A est 40 fois supérieur à celui d'une typhoïde et 1 000 fois plus important que celui du choléra.

La transfusion sanguine

Les virus des hépatites A et E ne peuvent qu'exceptionnellement être transmis par le sang, tant la période où le sang est contaminé est brève. En revanche, la transfusion sanguine et l'administration de certains dérivés du sang ont longtemps représenté des facteurs majeurs de transmission des autres virus d'hépatite.
Le dépistage systématique des marqueurs des hépatites B et C chez les donneurs de sang et l'utilisation de produits « chauffés », dont l'emploi s'est généralisé à partir de 1987, ont considérablement diminué le risque d'hépatite post transfusionnelle. S'il n'est pas nul (il peut se trouver des poches de sang infectées qui se révèlent séronégatives), il est désormais proche de zéro. On estime que le risque d'hépatite post transfusionnelle est désormais de l'ordre de un cas pour cent mille flacons.
Les hépatites C post transfusionnelles sont restées fréquentes jusqu'en 1990, et la quasi-totalité des hémophiles qui avaient reçu des produits non traités ont été infectés par le virus de l'hépatite C. En revanche, contrairement à une crainte très

répandue, l'albumine n'est pas susceptible de transmettre d'agents infectieux.
Le seul virus d'hépatite connu dont la transmission par transfusion demeure relativement fréquente est le VHG. Mais la très grande majorité des transfusés infectés par le virus de l'hépatite G ne font pas d'hépatite. Tout au plus peuvent-ils, très rarement, développer une hépatite bénigne et transitoire. Actuellement, le dépistage du VHG n'est pas effectué chez les donneurs de sang. En effet, le seul test valable consisterait à détecter l'ARN viral par PCR, ce qui exigerait des moyens disproportionnés par rapport au bénéfice escompté. Mais lorsque l'on disposera de tests moins lourds, ne relevant plus des laboratoires de recherche, nul doute que la question du dépistage du VHG chez les donneurs de sang sera à nouveau posée.

La transmission nosocomiale

On parle de transmission nosocomiale des virus d'hépatite lorsque la contamination a lieu à l'hôpital, à l'occasion d'un acte autre que la transfusion sanguine. Chaque geste, en lui-même, présente un risque extrêmement faible, le matériel étant systématiquement décontaminé entre deux examens. Mais on n'est jamais à l'abri d'une erreur humaine, et si les interventions se multiplient, le risque augmente d'autant. Ainsi, chez les hémodialysés, la proportion de personnes infectées par un virus d'hépatite augmente avec la durée de la dialyse.
La dialyse n'est pas seule en cause dans les contaminations nosocomiales. Tout examen susceptible de provoquer un saignement, si infime soit-il, pourrait être incriminé, dès lors qu'il est réalisé avec un matériel non jetable et mal décontaminé. C'est

par exemple, le cas lorsqu'on réalise un prélèvement (une biopsie) lors d'une endoscopie. Enfin, la transmission des virus d'hépatite peut se faire à l'occasion d'une transplantation, si le donneur lui-même était contaminé. C'est pourquoi les donneurs d'organes sont systématiquement testés pour les différents virus, au même titre que les donneurs de sang.

Gardons cependant à l'esprit que la transmission nosocomiale des virus d'hépatite demeure exceptionnelle. Sans doute chaque endoscopie présente-t-elle un risque de contamination sur quelques milliers, voire sur des dizaines de milliers. Mais en termes de santé publique, il serait regrettable de remettre en cause, à cause de ce risque, des pratiques aussi utiles que le dépistage du cancer du côlon.

Encore plus exceptionnelle est la transmission d'un virus d'hépatite d'un soignant à son patient. Depuis que le personnel médical est systématiquement vacciné contre l'hépatite B, le problème ne demeure vraiment posé que pour le virus de l'hépatite C. Répétons-le, le risque est infime ; mais il ne peut être écarté en théorie et, pour cette raison, il apparaît logique de recommander aux médecins et aux chirurgiens de faire le test du dépistage du virus de l'hépatite C.

La toxicomanie intraveineuse

Un autre risque, très important dans les pays industrialisés, est la contamination par une aiguille non stérile. Il menace notamment les toxicomanes, qui représentent un réservoir important des virus d'hépatite B, C, D et G en Occident.

Aujourd'hui, 150 000 toxicomanes ou anciens toxicomanes sont porteurs du virus de l'hépatite C en France. Sans doute les

récentes campagnes de prévention ont-elles contribué à réduire les risques — la fréquence de l'hépatite C chez les toxicomanes est passée de 80 % à 50 % en quelques années —, mais elles ne les ont pas supprimés. Il faut d'ailleurs savoir que l'utilisation de sa propre seringue et de sa propre aiguille n'élimine pas totalement le risque de contamination. Trop souvent, on néglige le fait que le produit injecté puisse avoir été en contact avec l'aiguille utilisée par une autre personne. La contamination peut aussi se faire par l'intermédiaire de la petite cuillère, du coton, de l'eau de rinçage… Et, rappelons-le, une seule injection suffit à la provoquer.
En matière de toxicomanie, un autre risque ne doit pas non plus être négligé, bien qu'il soit beaucoup moins important que la transmission par voie intraveineuse : il s'agit du partage d'une même paille par ceux qui « sniffent » de la drogue, dès lors que la paille a été en contact avec des lésions des muqueuses.

Les autres risques de transmission sanguine

Plus généralement, le virus de l'hépatite peut profiter de n'importe quelle effraction avec du matériel contaminé pour venir fonder une colonie sur un terrain vierge. L'occasion peut lui être offerte à l'occasion d'une piqûre accidentelle : on estime par exemple que, lorsqu'une infirmière se blesse avec une aiguille infectée par le virus de l'hépatite C, le risque d'être elle-même contaminée est de l'ordre de 5 %. Mais le virus peut aussi être transmis lors d'une séance d'acupuncture, de mésothérapie (injections localisées, pratiquées notamment contre les allergies, les maladies ORL ou le tabagisme), lors d'un tatouage ou du percement d'une oreille.

Le risque d'une transmission à l'occasion de soins dentaires est de plus en plus faible, les dentistes ayant pris l'habitude de multiplier les protections, mais il n'est pas nul. On a évoqué la transmission de virus d'hépatite non seulement à cause de saignements provoqués par les soins, mais aussi à l'occasion d'anesthésies locales.
Enfin, le simple contact avec du sang infecté peut être à l'origine d'une hépatite, le virus pénétrant probablement par une blessure peu ou pas visible. Ce risque concerne essentiellement les techniciens de laboratoire, le personnel des centres d'hémodialyse, des services d'hépatologie, d'hématologie, d'oncologie, des unités de soins intensifs, les chirurgiens et dentistes. Comme dans les cas précédents, le risque est particulièrement important pour le virus de l'hépatite B, qui est à la fois très résistant et très infectant : un sang infecté par le virus de l'hépatite B contient environ 100 fois plus de particules virales qu'un sang infecté par le virus de l'hépatite C, et 10 000 fois plus qu'un sang infecté par le virus du Sida. Une dilution au millionième est susceptible de provoquer la contamination par le virus de l'hépatite B.

La transmission interindividuelle

L'hépatite B est une maladie sexuellement transmissible. En France, il s'agit de la principale voie de transmission de ce virus, avec un risque beaucoup plus important que pour le virus du Sida.
Dans le cas de l'hépatite C, la transmission sexuelle est très rare, et probablement liée à des cofacteurs responsables d'une transmission par le sang (lésions génitales, herpès, rapports traumatiques, rapports pendant les règles…).

La fréquence de la transmission sexuelle de l'hépatite B est plus importante chez les homosexuels masculins, et plus particulièrement chez ceux qui ont plusieurs partenaires. Cela est moins vrai pour le virus de l'hépatite C, dont les anticorps sont présents chez un nombre restreint d'homosexuels.
D'autres modes de contamination interindividuelle peuvent intervenir dans la transmission des hépatites. Le partage d'objets personnels (brosse à dents, rasoir, coupe-ongles) peut notamment être incriminé. Rare en cas d'hépatite C, dont le virus est globalement peu contagieux, la transmission à l'entourage semble être moins rare avec le virus de l'hépatite G. Elle est fréquente en cas d'hépatite B, si l'entourage n'est pas correctement immunisé.

La transmission verticale de la mère à l'enfant

La transmission de l'hépatite de la mère au nouveau-né concerne essentiellement le virus B. En Asie et en Afrique, il s'agit du principal mode de contamination. Le virus de l'hépatite B ne traverse que rarement la barrière placentaire et la contamination se produit essentiellement lors de l'accouchement, par le sang ou les sécrétions. Moins bonnes sont les conditions hygiéniques, plus les occasions d'infection sont grandes.
On estime que le risque pour un enfant né de mère porteuse de l'antigène HBs d'être contaminé par le virus de l'hépatite B est de l'ordre de 20 %. Mais si la mère est positive pour l'antigène HBe ou l'ADN viral, qui reflète la multiplication virale, le risque est supérieur à 90 %. (À titre de comparaison, le risque d'infection d'un nouveau-né dont la mère est porteuse du virus du sida est inférieur à 50 %.) Le problème est d'autant plus important que, chez l'enfant ainsi contaminé, l'hépatite B devient chronique

dans 80 à 90 % des cas, avec un important risque d'évolution vers la cirrhose ou le cancer.
Depuis 1992, on pratique en France le dépistage systématique et obligatoire de l'antigène HBs au sixième mois de la grossesse. Si la recherche est positive, ce qui est le cas pour 1 % des femmes, le nouveau-né est vacciné à la naissance et des immunoglobulines spécifiques anti-HBs lui sont administrées. Ces précautions suppriment pratiquement totalement le risque de transmission.
Dans le cas de l'hépatite C, la transmission de la mère à l'enfant demeure exceptionnelle (sauf dans le cas particulier d'une infection associée au virus du Sida). Le risque est considéré comme nul dès lors que la recherche de l'ARN du virus de l'hépatite C a été négative chez la mère. Il est de l'ordre de 2 à 3 % si la recherche est positive, voire de 5 % si le virus est présent en quantité très importante. La transmission se faisant probablement par le sang, tout ce qui peut contribuer à rendre l'accouchement moins traumatique est à encourager.
La présence d'anticorps anti-VHC chez le nouveau-né ne signifie pas forcément qu'il soit infecté. Il s'agit généralement des anticorps maternels, qui disparaissent au bout de quelques mois. Seule la présence d'ARN viral (recherché par PCR) reflète l'infection du nouveau-né. En pratique, il est conseillé de ne pas multiplier les prises de sang et d'attendre un an avant de rechercher les marqueurs du virus chez l'enfant.
Il n'existe pas de forme sévère d'hépatite C chez le nouveau-né. Si l'enfant a été contaminé, habituellement l'hépatite est totalement asymptomatique et, d'après les connaissances actuelles, son évolution semble bénigne (en tout cas à court ou moyen terme).

Les populations à risques

Pour l'hépatite comme pour le sida, la notion de « population à risques » est une notion dangereuse. Elle sous-entend, *a contrario*, qu'il existe une population « sans risques », laquelle ne serait pas concernée par la maladie. C'est faux. En France, les

Prévalence des marqueurs de l'hépatite B dans les populations à risques en France (en %)

	Antigène HBs	Anticorps anti-HBs et/ou anti-HBc
Population générale	0,5	5
Professions de santé	1	15
Homosexuels masculins	6	70
Toxicomanes	6	80
Hémophiles	6	90
Hémodialysés	15	70

(D'après *Hépatites Virales*, p. 23.)

Prévalence des anticorps anti-VHC dans les populations à risques en Europe

Toxicomanes*	80 %
Hémophiles	75 %
Hémodialysés	15 %
Polytransfusés**	10%
Homosexuels masculins	5 %

* Avant l'intensification des campagnes de prévention du sida.
** Avant le dépistage systématique du VHC chez les donneurs de sang.

populations à risques représentent moins de la moitié des cas d'hépatite B ; de même, 20 à 30 % des cas d'hépatite C sont dits sporadiques, ce qui est un moyen élégant de dire qu'on ne sait pas d'où ils viennent. Avec la vaccination obligatoire des professionnels de la santé contre l'hépatite B, avec le dépistage des marqueurs des virus B et C chez les donneurs de sang, l'importance de ces catégories à risques parmi l'ensemble des malades a d'ailleurs considérablement diminué. Le risque tend à se diluer dans l'ensemble de la population et il n'épargne personne.

Cela dit, certaines catégories de personnes sont effectivement plus concernées que d'autres par l'hépatite. Nous avons évoqué les principales : les transfusés (et surtout les polytransfusés), les hémophiles, les hémodialysés ; les professionnels de la santé ; les toxicomanes ; les voyageurs dans les zones endémiques ; les porteurs du virus du sida ; les sujets à partenaires sexuels multiples…

Sont également concernées toutes les personnes ayant subi une transplantation d'organe. La fréquence des anticorps anti-VHC est d'environ 25 % pour l'ensemble des greffés rénaux ; pour les transplantés hépatiques, le risque de contamination au cours de la greffe vient s'ajouter à celui de la récidive, en cas de greffe chez un sujet déjà porteur chronique d'un virus d'hépatite ; chez les transplantés cardiaques, la prévalence serait également forte.

Quant au risque d'hépatite virale professionnelle, il concerne non seulement les professionnels de la santé, mais aussi les professions de secours et de sécurité (pompiers, policiers). Les hépatites toxiques, elles, menacent des professions aussi diverses que les imprimeurs, les teinturiers ou les agriculteurs, bref tous ceux qui sont amenés à utiliser des produits dangereux pour le foie.

Le mode de vie est également un facteur de risque important pour tous ceux qui habitent dans des univers clos (camps militaires, prisons, institutions pour enfants ou pour handicapés). Au

mode de vie doit se greffer le niveau de vie : aux États-Unis, on a pu démontrer que la fréquence des hépatites A était inversement proportionnelle aux revenus !
Que ces menaces spécifiques soient étudiées pour orienter une politique de prévention, d'accord. Mais il ne faudrait pas qu'elles permettent aux uns et aux autres de se sentir à l'abri du risque d'hépatite. Même ceux qui ne se sentent attirés ni par les pays lointains ni par les drogues dures, ne serait-ce qu'une fois, juste pour essayer, doivent en avoir conscience. Entre l'amourette d'un soir, l'achat d'une belle boucle d'oreilles et les baignades dans des mares douteuses, les occasions de rencontrer un virus d'hépatite ne manquent pas. Bien sûr, il ne faut pas céder à la panique ; mais l'utilisation d'un préservatif et le respect des règles élémentaires d'hygiène n'ont jamais tué personne. Ce n'est pas le cas de l'hépatite.

questions / réponses

La transmission de l'hépatite

35 Quelles catégories de personnes courent les plus grands risques d'hépatite ?

Les personnes au contact du sang et celles qui ont des partenaires sexuels multiples.

36 Les homosexuels sont-ils particulièrement menacés par l'hépatite ?

Essentiellement par l'hépatite B dont la transmission sexuelle est fréquente.

37 Les transfusions sont-elles dangereuses ?

Plus maintenant. Le risque de transmission d'une hépatite B ou C est inférieur à 1 pour 20 000.

38 Les dérivés sanguins (albumine, gammaglobulines) peuvent-ils transmettre l'hépatite ?

Plus maintenant. Leur mode de fabrication élimine tout virus.

39 Dans quels pays le risque d'avoir une hépatite est-il le plus grand ?

Les hépatites sont généralement plus fréquentes dans les pays en voie de développement.

40 Peut-on être infecté plusieurs fois par un virus d'hépatite ?

Par le même virus, non. Par des virus différents, oui, bien sûr.

41 Les aliments peuvent-ils transmettre un virus d'hépatite ?

Ils peuvent transmettre les virus A et E.

42 L'eau peut-elle transmettre un virus d'hépatite ?

Comme les aliments, l'eau peut transmettre les virus A et E.

43 La salive ou la sueur peuvent-elles transmettre un virus d'hépatite ?

Les virus A et E, oui. Les virus B, C, D ou G, non, sauf si la salive est en contact avec le sang.

44 Peut-on attraper une hépatite dans des toilettes publiques ?

En cas de mauvaise hygiène, oui, on peut attraper l'hépatite A ou l'hépatite E.

45 Peut-on être infecté par un virus d'hépatite au cours d'une séance d'acupuncture ? De mésothérapie ? En se faisant tatouer ?

Oui, si le matériel n'est pas bien stérilisé.

46 Peut-on être infecté par un virus d'hépatite chez le dentiste ?

Oui, si le matériel n'est pas bien stérilisé.

47 Peut-on être infecté par un virus d'hépatite en « sniffant » des drogues ?

Oui, si l'on partage une paille ayant été en contact avec des lésions des muqueuses.

48 Les animaux peuvent-ils transmettre l'hépatite ?

Non.

49 Peut-on donner son sang après avoir eu une hépatite ?

Après une hépatite A ou E, oui, à condition de respecter un certain délai pour que la guérison soit certaine. Pas après une hépatite B, C, D ou G.

50 L'hépatite peut-elle être héréditaire ?

Les hépatites virales ne sont pas héréditaires, mais le virus peut être transmis par les parents aux enfants.

51 Que faire si une hépatite est découverte en cours de grossesse ?

Rien de spécifique. Comme dans les autres cas d'hépatite, une surveillance est nécessaire afin de s'assurer de la guérison de l'hépatite et de l'absence de passage à la chronicité.

52 Quels sont les risques pour l'enfant qui va naître ?

Ils sont très faibles, sauf dans le cas où la mère est porteuse chronique du virus de l'hépatite B (et en particulier si l'antigène HBe ou l'ADN viral est positif). Dans ce cas, le nouveau-né est vacciné à la naissance et des immunoglobulines spécifiques lui sont administrées.

53 Pourrai-je allaiter mon enfant ?

En cas d'hépatite B, l'allaitement maternel est sans risque puisque l'enfant est vacciné à la naissance. En ce qui concerne l'hépatite C, il n'a jamais été prouvé que le virus puisse être transmis par le lait maternel. Les experts internationaux considèrent que, en l'état actuel de nos connaissances, il n'y a pas lieu de contre-indiquer l'allaitement maternel en cas d'hépatite C. Mais tant qu'un doute subsiste, de nombreux obstétriciens préfèrent le déconseiller quand même.

5 La prévention de l'hépatite

Au bout de quelques semaines, j'ai fini par me faire porter pâle au journal. Ils se sont tous montrés compréhensifs, attentionnés même. Je pouvais me reposer autant que nécessaire, m'ont-ils assuré. On ne plaisante pas avec l'hépatite. Un de mes collègues était bien placé pour le savoir. Il avait eu, lui aussi, une hépatite. C'était en Algérie. Il en profita pour me livrer quelques souvenirs de guerre, avant de me laisser fuir pour une convalescence bien méritée. L'été approchait, j'allais pouvoir me mettre au vert.

Entre-temps, j'avais changé de médecin spécialiste. J'en avais trouvé une beaucoup plus sympathique qui, en guise de bienvenue dans sa patientèle, m'avait fait réaliser des tests encore inédits pour moi, comme la clairance fractionnelle de la bromesulfonephtaléine. Pratique, cet examen : un seul déplacement, plusieurs prises de sang. Au vu des résultats, la doctoresse m'avait appris que mon foie fonctionnait plutôt bien. Tant mieux.

Il ne restait, me disait-elle, qu'à attendre. Et à surveiller. J'ai repris le travail, plus ou moins requinqué. Avec le mois de septembre, le rythme s'est à nouveau accéléré, la fatigue a repris le dessus. Nouvel arrêt de travail et retour à la case départ… Et à chaque période de congé, la compassion des collègues s'émoussait un peu plus.

Seule consolation, je pouvais passer sans risque devant le camion du centre de transfusion qui stationnait si souvent devant la bouche du métro. Quand une blouse blanche essayait de me ferrer, je répondais, faussement contrit : « Désolé, j'ai une hépatite ! » Le tour était joué. Aux autres de subir la piqûre.
Ce petit plaisir égoïste, aujourd'hui, me fait honte. Car ce que ma mémoire avait effacé, c'est que j'avais donné mon sang quelques mois auparavant. Il est probable qu'à cette époque j'étais déjà porteur du virus. Il est possible que quelqu'un, un hémophile ou une victime d'accident de la route, ait été contaminé à cause de moi.
Il s'agit peut-être de vous, qui lisez ce livre. Vous ne le saurez jamais. Moi non plus. De toute manière, mes excuses n'y changeraient rien. De tels crimes, commis avec les meilleures intentions du monde, demeurent impunis, mais aussi sans rémission possible.

Un enjeu médical et social

Quand elle est aiguë, l'hépatite peut devenir fulminante ; quand elle est chronique, elle peut mener à la cirrhose ou au cancer. Dans un cas comme dans l'autre, le risque justifie que le monde médical ne soit pas seul à se battre contre l'hépatite ; par le biais d'une politique de prévention, avec ses obligations et ses interdictions, les pouvoirs publics participent aussi à la lutte contre une maladie qui coûte cher à la société.
Pour prévenir les hépatites virales, deux approches sont possibles. Soit on repère les sources de contamination et on essaie de les neutraliser ; soit on immunise les gens contre les effets d'une éventuelle contamination. La première méthode ne peut être

efficace à 100 % : quand des virus comme celui de l'hépatite B disposent d'un réservoir de plusieurs centaines de millions d'individus, il est illusoire de penser tous les recenser et, *a fortiori*, les contrôler. La seconde méthode pourrait être totalement sûre, à condition que l'ensemble de la population menacée soit immunisée. Dans le cas de l'hépatite, l'idéal serait donc de vacciner tout le monde, contre tous les virus. Nous en sommes loin…
En attendant ce jour hypothétique, le mieux que l'on puisse faire est de jouer sur les deux tableaux. D'une part, on immunise les personnes qui présentent le plus grand risque d'être confrontées à un virus. L'immunisation peut être passive, avec l'administration d'immunoglobulines ; elle peut aussi être active, à condition que l'on dispose d'un vaccin contre le virus en question.
D'autre part, on réduit au maximum la possibilité pour un sujet infecté de céder son virus à une autre personne. Encore faut-il au préalable savoir qui est infecté. C'est tout l'intérêt du dépistage, qu'il soit systématique comme chez les donneurs de sang (pour les hépatites B et C) ou les femmes enceintes (pour la seule hépatite B), ou orienté comme il peut l'être chez les voyageurs ou les toxicomanes.
La recherche des marqueurs des virus peut être effectuée dans n'importe quel laboratoire d'analyses médicales, sur présentation d'une ordonnance. Pour l'hépatite C, vous pouvez aussi vous rendre directement dans un centre de dépistage du virus du sida. On vous y proposera de faire une recherche des anticorps du virus de l'hépatite C. Rappelons que l'accueil y est anonyme et gratuit. Pour obtenir les coordonnées du centre le plus proche de votre domicile, vous pouvez appeler l'annuaire électronique (Minitel 3611) ; indiquez « sida » à la ligne « nom », et le numéro du département à la ligne « département ».
Sachez enfin que les personnes qui donnent leur sang sont automatiquement prévenues par leur centre de transfusion si un virus

d'hépatite B ou C est détecté. Si la recherche des anticorps anti-VHC est positive, un test de confirmation devra être réalisé.

Les grandes dates de la politique de prévention en France

— 1971 : dépistage obligatoire de l'antigène HBs chez les donneurs de sang.
— 1975 : premiers essais de vaccination contre l'hépatite B.
— 1981 : commercialisation du premier vaccin contre l'hépatite.
— 1983 : généralisation de l'interrogatoire des donneurs de sang.
— 1985 : dépistage obligatoire de l'anticorps anti-VIH chez les donneurs de sang.
— 1987 : les fractions anti-hémophiliques sont traitées par le procédé Solvant-Détergent, qui détruit les virus enveloppés (sida, mais aussi hépatites B et C).
— 1988 : dosage des transaminases ALAT, puis dépistage de l'anticorps anti-HBc chez les donneurs de sang.
— 1990 : dépistage obligatoire des anticorps contre l'hépatite C (anti-VHC) chez les donneurs de sang.
— 1991 : généralisation du dépistage des anticorps anti-VHC par des tests de deuxième génération.
— 1991 : le vaccin contre l'hépatite B est obligatoire pour les professions de santé.
— 1992 : commercialisation en France du vaccin contre l'hépatite A.
— 1992 : dépistage obligatoire de l'antigène HBs chez les femmes enceintes.
— 1993 : remboursement à 100 % des tests de dépistage de l'hépatite C.
— 1994 : instauration des règles d'hémovigilance (avec notamment la déclaration obligatoire de tout incident consécutif à l'administration d'un produit sanguin).
— 1994 : vaccination contre l'hépatite B des enfants de sixième.
— 1996 : circulaire incitant les médecins généralistes au dépistage de l'hépatite C (ce que recommandera également, en 1997, la conférence nationale de consensus).

L'immunisation passive

L'immunisation passive consiste à injecter des immunoglobulines, spécifiques ou non, qui fournissent à l'organisme des anticorps supplémentaires venant l'aider à repousser le virus. Chez les personnes déjà immunisées, ces immunoglobulines sont inutiles. L'immunisation est préconisée quand une personne non vaccinée est susceptible d'avoir été infectée par un virus d'hépatite. Elle confère une immunité temporaire, qui ne dure pas plus de deux mois. En aucun cas, elle ne dispense de vaccination.

Dans le cas d'une hépatite A, l'immunisation est recommandée pour l'entourage des personnes contagieuses ; elle doit être réalisée le plus tôt possible. Malheureusement, les immunoglobulines polyvalentes actuelles semblent de moins en moins efficaces, en raison de l'absence d'anticorps dans une fraction de plus en plus grande de la population des donneurs de sang. Aussi, malgré leur coût plus élevé (400 francs), les gammaglobulines spécifiques plus actives doivent être préférées aux formes standard. La vaccination doit être effectuée simultanément.

Pour le virus de l'hépatite B, l'immunisation exige des gammaglobulines spécifiques anti-HBs. Elle est recommandée après la contamination accidentelle d'une personne non vaccinée par un sang potentiellement infecté (sans attendre les résultats de la recherche des marqueurs du virus). L'injection doit être aussi précoce que possible, et réalisée à un endroit différent de celui où a été administrée la première dose de vaccin. Au sein de la famille dont l'un des membres est découvert porteur d'un antigène HBs, l'injection d'immunoglobulines spécifiques est réservée au partenaire sexuel, le plus exposé. Pour les autres membres de la famille, la vaccination seule est entreprise.

Pour le virus de l'hépatite C, on ne dispose pas d'immunoglobulines spécifiques. Il a été proposé d'injecter des immunoglobulines polyvalentes dans l'espoir de diminuer le risque d'hépatite C et le passage à la chronicité, mais cette pratique n'est pas préconisée car son intérêt n'a jamais été clairement démontré.

Le vaccin contre l'hépatite A

Commercialisé en France depuis la fin de l'année 1992, le vaccin contre l'hépatite A est obtenu à partir d'un virus inactivé. Sa tolérance est excellente et il n'existe aucune contre-indication. Il nécessite trois injections, les deux premières à quatorze ou trente jours d'intervalle, la troisième après six mois ou un an. Dans ces conditions, il se révèle efficace à près de 100 % et la protection serait de dix ans. Non remboursé, il coûte environ 200 francs l'injection.

Le vaccin contre l'hépatite A n'est obligatoire pour personne. Il est toutefois vivement recommandé aux personnes qui voyagent en zone d'endémie. Il est également préconisé par certains médecins pour les enfants handicapés moteurs cérébraux vivant en institution et les personnes qui les prennent en charge, ainsi que pour les militaires, les enfants et le personnel des crèches, voire les cuisiniers. On peut cependant se poser la question de l'intérêt de cette vaccination sur les jeunes enfants, chez qui la maladie est le plus souvent bénigne. Quant aux personnes de plus de cinquante ans, une recherche préalable des anticorps semble logique, puisque nombre d'entre elles sont déjà immunisées. Chez une personne immunisée, les anticorps anti-VHA de type IgG sont présents (alors que ceux de type IgM sont ceux que l'on trouve dans le sang des personnes ayant une hépatite aiguë A).

Le vaccin contre l'hépatite B

Le vaccin contre l'hépatite B a été testé dès 1975 par Philippe Maupas et le personnel de son équipe de Tours. Les résultats étant probants, sa commercialisation a été autorisée en 1981.
Les premiers vaccins Hévac B Pasteur® étaient constitués d'antigène de surface (HBs) obtenu à partir du plasma de sujets infectés par le virus. Confrontées à l'antigène, les personnes vaccinées développent de l'anticorps anti-HBs qui les protège contre le virus. Quoi qu'on ait pu craindre, et malgré une rumeur tenace à l'époque, ils n'étaient pas dangereux et ne pouvaient en aucun cas transmettre le virus du sida. Dès lors, le problème auquel se heurtait l'industrie pharmaceutique n'était pas celui de l'innocuité, mais celui de l'approvisionnement en matière première : pour produire le vaccin, il fallait suffisamment de plasma provenant de porteurs d'antigène HBs.
Le problème a été résolu avec la mise au point de vaccins dits « recombinants ». Obtenus par recombinaison génétique à partir de cellules de hamster (Genhévac B Pasteur®) ou de levure (Engérix B®), ils sont tout aussi efficaces, mais posent moins de problèmes d'approvisionnement.
Les vaccins contre l'hépatite B sont généralement très bien tolérés et les complications sont très exceptionnelles. Comme pour tous les vaccins, il peut y avoir des signes locaux bénins (douleur, rougeur au point d'injection). Comme pour tous les vaccins, des complications rares ont aussi été décrites chez des personnes fragiles. On a ainsi évoqué des cas de sclérose en plaques survenue après vaccination. Mais une enquête très méticuleuse a démontré que ces cas de sclérose en plaques recensés après vaccination contre l'hépatite B n'étaient pas plus fréquents (ils l'étaient même plutôt moins !) que les cas survenus pendant la

Pour qui la vaccination est-elle obligatoire ?

Selon l'article L. 10 du Code de la Santé publique, « toute personne qui, dans un établissement ou organisme public ou privé de prévention ou de soins, exerce une activité professionnelle l'exposant à des risques de contamination doit être immunisée contre l'hépatite B ». Il en va de même pour « tout élève ou étudiant d'un établissement préparant à l'exercice des professions médicales et des autres professions de santé (...) qui est soumis à l'obligation d'effectuer une part de ses études dans un établissement ou organisme public ou privé de prévention ou de soins ». (Loi du 18 janvier 1991, publiée au *Journal Officiel* du 20 janvier 1991.)

L'arrêté du 6 février 1991, publié au *Journal Officiel* du 21 février 1991, exige « la vaccination complète contre l'hépatite B, dont le dernier rappel a été effectué depuis moins de cinq ans ». Avant que l'immunisation ne soit valablement acquise, il interdit à toute personne « d'occuper des fonctions qui la mettent en contact avec des malades ou des produits biologiques et des cultures de cellules vivantes susceptibles de transmettre l'infection ».

Enfin, l'arrêté du 15 mars 1991, publié au *Journal Officiel* du 3 avril 1991, fixe la liste des

même période chez les personnes non vaccinées. Toutefois, comme pour tout vaccin, il est recommandé de ne pas vacciner les malades déjà atteints d'une maladie auto-immune comme la sclérose en plaques.

En Afrique ou en Extrême-Orient, le vaccin contre l'hépatite B pourrait mettre fin à une maladie qui touche des centaines de millions de personnes. L'OMS et l'Unicef envisagent des programmes d'immunisation systématique de tous les enfants dans les pays à forte endémie et les premières vaccinations à grande établissements ou organismes dans lesquels le personnel exposé doit être vacciné : établissements relevant de la loi hospitalière, dispensaires ou centres de soins, établissements de protection maternelle et infantile et de planification familiale, établissements de soins dentaires, établissement sanitaire des prisons, laboratoires d'analyses de biologie médicale, centres de transfusion sanguine, postes de transfusion sanguine, établissements de conservation et de stockage de produits humains autres que sanguins, établissements et services pour l'enfance et la jeunesse handicapée, établissements et services d'hébergement pour adultes handicapés, établissements d'hébergement pour personnes âgées, services sanitaires de maintien à domicile, établissements et services sociaux concourant à la protection de l'enfance, établissements de garde d'enfants d'âge pré-scolaire, établissements de formation des personnels sanitaires, services communaux d'hygiène et de santé, entreprises de transport sanitaire, services de médecine du travail, centres et services de médecine préventive scolaire.

Dans la mesure où ils participent à l'activité des établissements ci-dessus, sont assimilés les établissements suivants : blanchisseries, entreprises de pompes funèbres, entreprises de transport de corps avant mise en bière.

échelle sont entreprises. Inutile de dire que cela ne se fera pas du jour au lendemain.

En France, le vaccin semblait initialement destiné aux populations à risque : professions de santé, hémodialysés, hémophiles, polytransfusés, entourage familial des sujets porteurs de l'antigène HBs, sujets ayant des partenaires sexuels multiples, toxicomanes utilisant des drogues parentérales, voyageurs… Mais nombreux sont ceux qui estiment que la vaccination des seuls sujets à risques n'est pas suffisante, car l'infection par le virus B dépasse largement le cadre de ces populations. C'est avant leur entrée dans tel ou tel groupe à risques que les enfants devraient être immunisés. C'est pourquoi la vaccination contre l'hépatite B est proposée dans les collèges. De plus, elle est maintenant inscrite au calendrier vaccinal des nourrissons. La première injection peut être réalisée à l'âge de deux mois.

La prévention des risques professionnels

La vaccination obligatoire contre l'hépatite B représente un progrès fondamental pour la prévention des hépatites virales professionnelles, responsables d'arrêts de travail souvent prolongés (plusieurs mois). Désormais, le risque principal encouru par le personnel des hôpitaux est celui d'une infection par le virus de l'hépatite C, contre lequel on ne dispose d'aucun vaccin.
Les infirmières, les aides-soignantes et le personnel de laboratoire sont les catégories de personnel les plus exposées au risque d'hépatite. Celui-ci est particulièrement important dans les services d'hépatologie, mais aussi en réanimation, en néphrologie, en hématologie…
Avant que le vaccin ne soit rendu obligatoire, le virus de l'hépatite B était le premier responsable d'hépatites professionnelles. En 1976 à Bordeaux, 14,7 % des soignants présentaient une séropositivité vis-à-vis de l'hépatite B (antigène HBs ou anticorps anti-HBs positifs), ce qui n'était le cas que pour 6,5 % des donneurs de sang. Les taux les plus élevés étaient observés en hémodialyse (25 %) et en biochimie (27 %). De même, à Boston en 1982, la séropositivité du personnel était de 16 %, contre 5 % chez les donneurs de sang. Les exemples sont nombreux, et il serait trop long de les rapporter tous.

Incidence des hépatites virales parmi le personnel du CHR de Marseille

(Nombre de cas pour 10 000 employés.)

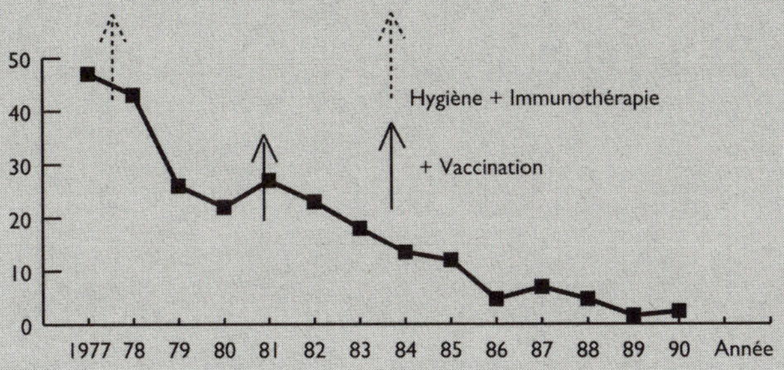

(Source : D. Poyen, F. Martin, *la Vaccination contre l'hépatite B professionnelle* », in *Archives des maladies professionnelles de médecine du travail*, 1992, 53-7, p. 625.)

Le personnel de dialyse était particulièrement touché. Entre 1972 et 1978, on recensait 200 à 300 nouveaux cas d'hépatite par an dans les centres français d'hémodialyse. Sur cette période, 24 décès ont été enregistrés, pour un total de 2 276 cas. Peu de professions couraient un tel risque de mortalité ! Heureusement, avant même que le vaccin ne soit rendu obligatoire, des mesures préventives ont enrayé l'épidémie. On a encore compté 134 cas en 1980, mais seulement 38 en 1982 ; et depuis 1979, aucun décès par hépatite n'a été enregistré dans les centres de dialyse.

D'un hôpital à l'autre, la fréquence des hépatites pouvait varier du simple au double, comme en atteste une étude comparative menée auprès de deux hôpitaux parisiens, entre 1974 et 1980. Un des deux hôpitaux utilisait un isolement protecteur pour les malades en hépatologie : dans ce service, la fréquence des hépatites était identique à celle notée dans les autres services ; l'autre n'utilisait pas cette protection et l'incidence des hépatites dans le service d'hépatologie était supérieure à la moyenne des autres services. De même, le risque variait en fonction du matériel utilisé. Par exemple, l'un des deux hôpitaux utilisait le système Vacutainer® limitant le contact avec le sang : 2 % des laborantines en biochime et 1,5 % des aides-soignantes étaient séropositives pour le VHB, contre 26 % des laborantines et 4,3 % des aides-soignantes dans l'autre hôpital, qui n'utilisait pas ce système !

C'est triste à dire, mais les faits sont là : avant même la découverte du vaccin, de nombreuses hépatites professionnelles auraient pu être évitées. Il existe un décret de 1913, énumérant les précautions à la base de toute politique de prévention : séparation des locaux affectés au personnel, lavabos munis de commandes non manuelles, matériel à usage unique, vêtements de protection et vestiaires à deux compartiments… Force est de constater que, dans bien des cas, ce décret n'était pas appliqué. En 1978, une recommandation du comité technique national de la Caisse nationale d'assurance maladie a remis en vigueur certains de ces principes, mais ont-ils toujours été suivis ?

Il aura finalement fallu voir progresser le risque du sida pour qu'une véritable prise de conscience s'opère. Les mesures adoptées pour prévenir le sida ne sont ni spécifiques au virus du sida, ni limitées aux seules personnes réputées séropositives. Aussi ont-elles largement contribué à restreindre le risque d'hépatite en milieu hospitalier.

Les incidents n'ont pas cessé pour autant. Le plus fréquent demeure la piqûre accidentelle. Elle se produit la plupart du temps en « recapuchonnant », en ramassant des objets piquants ou tranchants ou, plus rarement, en déperfusant. Malgré les recommandations, nombre d'infirmières « recapuchonnent » encore les aiguilles, soit par habitude, soit parce qu'il n'y a pas de conteneur à portée de main. En cas de piqûre accidentelle, il est possible de faire un diagnostic de l'hépatite C par PCR, dès le huitième ou le quinzième jour, avant même l'apparition des anticorps. Si l'examen est positif, un traitement précoce pourra être envisagé.

Le risque d'hépatite professionnelle n'a donc pas disparu des hôpitaux. En quelques années, il a néanmoins fondu comme neige au soleil. À cet égard, l'exemple de l'Assistance publique des hôpitaux de Paris est parlant : on y a enregistré 220 hépatites virales en 1980, 100 en 1984, mais seulement 28 en 1989…

Précautions à prendre

Extraites de la circulaire du 3 août 1989 relative à la prévention du sida, ces règles simples s'appliquent tout aussi bien aux hépatites virales. Insistant sur le fait qu'il convient de considérer « tous les prélèvements de tous les patients comme s'ils étaient contaminés », ce texte recommande notamment de :

— ne pas « recapuchonner » les aiguilles ;

— ne pas dégager à la main les aiguilles des Vacutainers® ou des seringues ;

— toujours recueillir les objets piquants, tranchants, dans des conteneurs adaptés, imperforables, incinérables ;

— porter des gants toutes les fois où l'on aura un contact avec du sang, des liquides organiques ou des muqueuses ou avec des surfaces ou du matériel souillé, et lorsque les mains sont lésées.

La prévention des risques transfusionnels

Un autre volet fondamental de la politique de prévention des hépatites est celui qui concerne les hépatites post-transfusionnelles où, là encore, la vaccination ne suffit pas à éliminer le risque.

Théoriquement, tous les virus d'hépatite, ainsi que le cytomégalovirus et le virus d'Epstein Barr, peuvent être responsables d'hépatites post-transfusionnelles. Dans la pratique, les virus de l'hépatite A et de l'hépatite E, dont la virémie est très brève, ne sont quasiment jamais mis en cause. Le cytomégalovirus et le virus d'Epstein Barr n'induisant pas d'hépatite chronique, le principal risque porte sur les virus de l'hépatite B, éventuellement associé à celui de l'hépatite D, et de l'hépatite C.

La politique actuelle de prévention des hépatites post-transfusionnelles a été instaurée en plusieurs étapes, au fur et à mesure que s'affinaient les connaissances sur les virus. Dans un premier temps, en 1971, on a cherché à éliminer les produits contaminés par le virus de l'hépatite B, responsables d'hépatites trop souvent mortelles. Le dépistage de l'antigène HBs a été rendu obligatoire et les produits contaminés étaient éliminés du circuit.

Un pcu trop vite, on a cru que c'en était fini des hépatites post-transfusionnelles. Il a fallu déchanter : au cours des années 70, la fréquence des hépatites post-transfusionnelles demeurait élevée (supérieure à 6 % chez les polytransfusés ayant reçu entre 5 et 10 unités de dérivés) et augmentait avec le nombre d'unités transfusées. Il ne s'agissait pas d'hépatites B, mais neuf fois sur dix de ces fameuses hépatites non-A non-B, ainsi nommées parce qu'on n'en connaissait pas le virus responsable.

La première régression significative du nombre d'hépatites non-A non-B post-transfusionnelles a été enregistrée à partir de 1983, quand les donneurs de sang ont été systématiquement interrogés afin de déceler un éventuel comportement à risques. Une autre étape a été franchie avec le dépistage systématique de l'anticorps anti-VIH. Les « populations à risques » se recoupant très fortement, diminuer le risque d'infection par le virus du sida conduisait, *de facto*, à réduire le risque d'infection par un virus d'hépatite non-A non-B. Ensuite, les fractions antihémophiliques ont été traitées par le procédé Solvant-Détergent à partir de 1987 (avec les hésitations et les dérapages que l'on sait). Or ce procédé n'inhibe pas seulement le virus du sida, mais aussi les autres virus enveloppés, comme ceux des hépatites B et C. Depuis, aucun cas de contamination d'un hémophile ayant reçu des fractions n'a été répertorié en France.

Un dispositif spécifique au risque d'hépatite non-A non-B a enfin été adopté. Comme il était impossible de détecter un virus dont on ne faisait que soupçonner l'existence, on décida d'utiliser d'autres indicateurs, marqueurs indirects du risque d'hépatite non-A non-B. À partir de 1988, les centres de transfusion ont dosé les transaminases ALAT pour chaque don de sang effectué. Toutes les unités ayant un taux d'ALAT supérieur à deux fois la limite supérieure de la normale étaient éliminées. Quelques mois plus tard, une nouvelle restriction fut décidée : les dons provenant de sujets porteurs de l'anticorps anti-HBc seraient écartés. On avait remarqué que la fréquence des hépatites non-A non-B post-transfusionnelles était plus importante chez les malades transfusés avec du sang de donneur ayant de tels anticorps contre le virus de l'hépatite B. On en déduit donc que les personnes ayant eu une hépatite B, même guérie (ce qu'atteste l'absence d'antigène HBs et la présence d'anticorps anti-HBc), étaient potentiellement porteuses du virus responsable des hépatites non-A non-B post-transfusionnelles.

Ces deux mesures, le dosage des ALAT et la recherche de l'anticorps anti-HBc, ont conduit à éliminer 4 à 5 % des donneurs de sang en France métropolitaine. Le choix du seuil de transaminases à deux fois la norme résultait d'un subtil compromis entre l'efficacité préventive du dépistage et la compatibilité avec un approvisionnement suffisant en produits sanguins. (Depuis, une circulaire de 1992 relative au plasma frais congelé a proposé d'exclure tous les dons présentant un niveau de transaminases supérieur à la limite supérieure de la norme.) Les départements et territoires d'outre-mer, où la proportion de donneurs ayant des anticorps anti-HBc est d'environ 30 %, n'ont cependant pas pu appliquer le dispositif qui aurait entraîné d'importantes difficultés d'approvisionnement.

Fallait-il appliquer des critères encore plus restrictifs ? On peut se poser la question. Mais force est de constater que les hépatites post-transfusionnelles, si elles n'ont pas disparu, ont été de moins en moins fréquentes. Avant 1985, on évaluait à 36 000 le nombre de receveurs contaminés chaque année en France ; en 1985, sous l'effet indirect de la lutte contre le sida, ce total est descendu à 22 000 ; en 1988, avec le dosage des transaminases et la recherche de l'anticorps anti-HBc, le nombre annuel d'hépatites post-transfusionnelles est tombé à 14 000.

Évolution du nombre d'hépatites non-A non-B post-transfusionnelles en France

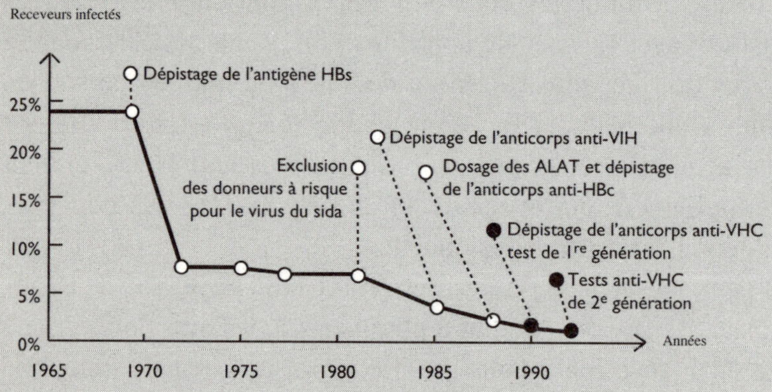

Ainsi, avant même la découverte du virus de l'hépatite C, une diminution considérable du nombre d'hépatites post-transfusionnelles avait été enregistrée. La France n'est d'ailleurs pas seule dans ce cas : au Canada, l'incidence des hépatites post-transfu-

sionnelles est passée de 9 à 2 % par les seules mesures liées à la prévention de l'infection par le virus du sida.
Quand, enfin, le virus de l'hépatite C a été identifié, l'étape suivante a pu être engagée. À partir de 1990, les centres de transfusion ont systématisé son dépistage et le risque d'hépatite C post-transfusionnelle est tombé entre 0,5 et 1 %, soit 3 000 à 4 000 personnes par an. C'était encore trop, mais il faut mesurer le chemin parcouru : en quelques années, le risque avait été divisé par dix !
Malheureusement, les tests de première génération n'étaient que d'une fiabilité relative et nombre d'unités infectées échappaient aux recherches. Avec la généralisation des tests de deuxième génération à partir de mars 1991, puis de troisième génération en 1993, le risque a encore diminué. On parle maintenant de dix à vingt cas d'hépatite C post-transfusionnelle par an. Mais on ne pourra vraiment approcher du zéro que lorsque l'on disposera de techniques simples et applicables à grande échelle pour détecter le virus de l'hépatite C lui-même, et non plus ses anticorps dont l'apparition peut être tardive. (En attendant, on discute de l'intérêt du dépistage par PCR du virus de l'hépatite C chez les donneurs de sang. En théorie, cela apparaît comme une bonne solution ; mais le coût très élevé de ce test, pour prévenir un risque aussi infime, donne à réfléchir.)
Le risque d'hépatite post-transfusionnelle B ou C est actuellement limité aux rares cas à la fois séronégatifs et ne présentant pas d'élévation des transaminases. Mais il aura fallu y mettre le prix, puisque le coût des diverses recherches est évalué à 100 francs par prélèvement, soit 380 millions de francs par an en France pour un total de 3,8 millions de dons.
Pour des dizaines de milliers de personnes, tout cela est malheureusement arrivé trop tard. Combien sont-ils à avoir été infectés par le virus de l'hépatite C à l'occasion d'une transfusion ?

Combien, parmi eux, sont devenus des porteurs chroniques et ne savent toujours pas qu'un virus prospère dans leur organisme ? Sans doute plus des trois-quarts des personnes contaminées sont encore dans ce cas… Il est conseillé aux personnes ayant été transfusées avant 1990 de faire un dépistage du virus de l'hépatite C. Ceux qui ont eu un accident ou qui ont subi une intervention

Y a-t-il eu un scandale du sang contaminé ?

Comme pour le virus du sida, y a-t-il eu un scandale du sang contaminé par le virus de l'hépatite C ? Il est d'autant plus tentant d'établir un parallèle entre les deux maladies que les principales mesures préventives sont les mêmes : dépistage systématique des anticorps chez les donneurs de sang, utilisation des produits chauffés, etc.

Contrairement à ce qui s'est passé pour le virus du sida, le dépistage des anticorps du VHC a été généralisé sans attendre. Il était effectif dès le début de l'année 1990, soit aussitôt après que les tests ont été considérés comme fiables. Plus sensibles, les tests de seconde génération sont venus les remplacer un an plus tard. Cela prouve que, lorsqu'une réelle volonté existe, il est possible d'agir vite.

L'autosatisfaction n'est pourtant pas de mise. Des milliers d'hépatites C auraient pu être évitées avant la découverte du virus. D'une part, si on avait généralisé plus tôt le dosage systématique des transaminases chez les donneurs de sang. D'autre part, si l'on avait éliminé les stocks de produits non traités par le procédé Solvant-Détergent.

Cela dit, quel médecin aurait pu refuser une transfusion indispensable, sous prétexte qu'elle présentait un risque d'hépatite ? Quand le pape Jean-Paul II a été victime d'un attentat, il a été transfusé. Il y a peut-être gagné une infection par un cytomégalovirus, mais il a surtout eu la vie sauve.

chirurgicale à cette époque doivent se renseigner auprès de l'hôpital ou de la clinique pour savoir s'ils ont été transfusés. (En cas de doute, il ne faut pas hésiter à demander le test.) En revanche, les patients qui ont reçu uniquement des concentrés de facteur VIII traités par le procédé Solvant-Détergent n'ont, *a priori*, rien à redouter.

Avant 1985, on évaluait à 6 % le risque d'hépatite post-transfusionnelle non-A, non-B. Mais le chiffre peut se lire à l'envers : dans 94 % des cas, la transfusion ne provoquait pas d'hépatite C. Chaque fois qu'une vie était en jeu, le risque méritait d'être couru.

Lorsqu'il s'agissait d'une transfusion « de confort », c'est une autre histoire. Malheureusement, la frontière entre la transfusion « indispensable » et la transfusion « inutile » n'est pas toujours nette. Que se serait-il passé si vous n'aviez pas été transfusé ? Bien souvent, personne ne peut le dire. Ce qu'on sait en revanche, c'est que la moindre des précautions eût été de prévenir les malades qu'ils avaient été transfusés. Même si l'hépatite C est une maladie lente ; même si elle est beaucoup plus fréquemment bénigne que grave ; même si, à l'époque, on ne savait pas la soigner.

En quelques années, les habitudes ont changé. Non seulement les tests permettent d'éliminer la quasi-totalité des produits infectés, mais on a aussi appris à éviter les transfusions inutiles, à multiplier les possibilités d'auto-transfusion (on administre au malade son propre sang, prélevé avant l'opération). En outre, le patient doit obligatoirement être informé s'il a reçu une transfusion. Par contraste avec les pratiques d'hier, le sérieux d'aujourd'hui laisse un goût amer.

La décence et le respect dû aux personnes contaminées par le virus du sida, d'une tout autre gravité que celui de l'hépatite C, interdisent d'assimiler les deux « affaires ». Le ressentiment de tous ceux qui ont appris, par hasard, qu'ils étaient victimes d'une hépatite post-transfusionnelle n'en est pas moins légitime.

questions / réponses

La prévention de l'hépatite

54 Si j'ai une hépatite, dois-je faire vacciner mes enfants ?

Oui, s'il s'agit d'une hépatite B.

55 Dans quels cas l'entourage du malade doit-il pratiquer des recherches de marqueurs viraux ?

En principe, dans tous les cas.

56 Quelles précautions doit prendre l'entourage d'un malade atteint d'hépatite A ?

Les précautions d'hygiène classique : ne pas partager les couverts, se laver les mains, désinfecter les toilettes à l'eau de Javel…

57 Quelles précautions doit prendre l'entourage d'un malade atteint d'hépatite B ?

Aucune, dès lors qu'il est vacciné efficacement.

58 Quelles précautions doit prendre l'entourage d'un malade atteint d'hépatite C ?

Aucune en particulier, si ce n'est éviter le partage d'objets susceptibles d'être en contact avec le sang (rasoir, brosse à dents). Pour le conjoint, le risque de contamination par voie sexuelle est très faible.

59 Faut-il utiliser des préservatifs en cas d'hépatite C ?

Oui, si un contact avec le sang est possible (présence de lésions génitales par exemple). En dehors de ce cas précis, la question doit être étudiée au cas par cas avec le médecin. Un couple fidèle, uni depuis des années, et n'ayant jamais eu de problème malgré une infection ancienne, n'aura pas forcément à changer ses habitudes. En revanche, une personne ayant des partenaires sexuels multiples devra se montrer plus prudente. De toute manière, hépatite C ou pas, elle doit utiliser des préservatifs pour se protéger du virus du sida et des autres maladies sexuellement transmissibles.

60 Quelles précautions doit prendre l'entourage d'un malade atteint d'hépatite D ?

Les mêmes que pour l'hépatite B, c'est-à-dire la vaccination contre l'hépatite B.

61 Quelles précautions doit prendre l'entourage d'un malade atteint d'hépatite E ?

Les mêmes que pour l'hépatite A.

62 Quelles précautions doit prendre l'entourage d'un malade atteint d'hépatite G ?

Les mêmes que pour l'hépatite C. Le virus de l'hépatite G semble légèrement plus contagieux que celui de l'hépatite C.

63 Quelles précautions doit prendre l'entourage d'un malade atteint d'hépatite auto-immune ?

Aucune. Cette forme d'hépatite n'est pas contagieuse.

64 Quelles précautions peut-on prendre quand on suit des séances d'hémodialyse ?

Globalement, des précautions médicales doivent être prises pour diminuer au maximum les risques dans les centres d'hémodialyse. Individuellement, il faut se vacciner contre l'hépatite B. Il est conseillé de le faire dès la création de la fistule artério-veineuse, quelques mois avant la mise en hémodialyse.

65 Contre quels virus d'hépatite peut-on se vacciner ?

Les virus A et B.

66 Les vaccins sont-ils efficaces à 100 % ?

Non. Ils sont très efficaces, mais un certain nombre de sujets (moins de 5 %) ne répondent pas aux vaccins. Il s'agit souvent de personnes âgées, ou ayant un déficit immunitaire ; des facteurs génétiques peuvent également jouer (dans certaines familles, on répond mal aux vaccins).

67 Existe-t-il des vaccins plus efficaces que d'autres ?

Tous les vaccins existants ont une efficacité comparable.

68 Combien de temps sont-ils efficaces ?

À vie, si les rappels sont correctement faits.

69 Peut-on faire les rappels avec un vaccin différent du vaccin initial ?

Oui.

70 Des virus mutants peuvent-ils résister aux vaccins ?

Oui, mais ces virus mutants sont très exceptionnels.

71 Les vaccins sont-ils dangereux ? Peuvent-ils provoquer la survenue de certaines maladies, comme la sclérose en plaques ?

Absolument pas.

72 Dans quels cas le vaccin contre l'hépatite B est-il obligatoire ?

Il est obligatoire pour toute personne en contact avec le sang dans son activité professionnelle.

73 Puis-je le refuser quand même ?

Oui, à vos risques et périls. Mais en cas d'hépatite B, elle ne sera pas considérée comme maladie professionnelle.

74 Dans quels cas est-il conseillé ?

Quoique non obligatoire, la vaccination contre l'hépatite B est désormais inscrite dans le calendrier vaccinal des enfants. La première injection peut être réalisée à partir de 2 mois. L'idéal serait que tout le monde soit vacciné avant l'adolescence. Rappelons que le vaccin contre l'hépatite B est, à l'heure actuelle, le seul vaccin directement efficace pour la prévention d'un cancer !

75 Dans quels cas est-il déconseillé (ou inutile) ?

Il est inutile chez les porteurs de l'antigène HBs.

76 Si je ne suis pas vacciné, puis-je refuser d'aller travailler dans un service qui m'expose au risque de l'hépatite B ?

Oui. Un sujet ne peut être exposé au risque tant qu'il n'est pas vacciné.

77 Peut-on se faire vacciner contre l'hépatite B en cours de grossesse ou en période d'allaitement ?

Oui.

78 Dans quels cas le vaccin contre l'hépatite A est-il conseillé ?

Il est notamment conseillé aux personnes vivant en institution et aux voyageurs.

79 Dans quels cas est-il déconseillé (ou inutile) ?

Chez les sujets immunisés naturellement par une hépatite A, et qui possèdent donc des anticorps anti-VHA.

80 Peut-on associer les vaccins des hépatites A et B, ou les associer à d'autres vaccins ?

L'association est possible pour la plupart des vaccins. (Pasteur Vaccins recommande toutefois d'exclure l'association du vaccin contre l'hépatite B avec le vaccin cholérique injectable.) Par ailleurs, il existe maintenant un vaccin unique contre les hépatites A et B.

81 Combien de temps avant de partir en voyage faut-il se faire vacciner ?

Pour que la protection soit efficace, il faut avoir eu au moins deux injections vaccinales. La première injection doit donc être réalisée plus d'un mois avant le départ.

82 Existera-t-il bientôt un vaccin contre les hépatites C, D ou E ?

Pour l'hépatite D, le vaccin contre l'hépatite B est efficace. Il faudra sans doute encore plusieurs années, peut-être cinq à dix ans, pour obtenir un vaccin contre l'hépatite C. Pour l'hépatite E, le vaccin est considéré comme imminent.

6 Quand l'hépatite devient chronique

Les semaines passaient. Les transaminases, elles, demeuraient fidèles au poste. Elles se présentaient à chaque prise de sang, toujours aussi élevées. Le docteur finit par évoquer une probable chronicité et se résolut à m'envoyer chez un professeur, un de ceux qui écrivent les traités d'hépatologie, qui siègent dans les commissions et passent à la télé.
Me voilà donc à l'hôpital, pour une première visite. En comparaison, le palais de la culture de Varsovie ou l'université de Moscou me semblaient des sommets de grâce et de légèreté architecturales. C'était donc là, dans ce bunker d'un autre âge, qu'exerçait le grand hépatologue dont tous les médecins me parlaient avec respect ?
Après une longue attente, je fus convoqué dans la salle de consultation. Ceux d'entre vous qui ont en mémoire le tableau de Rembrandt, la Leçon d'anatomie du professeur Tulp, *imagineront facilement la scène. Je m'attendais à voir un médecin, ils étaient au moins dix. Au centre, le maître. Il étudiait mon dossier, ses disciples agglutinés autour de lui, me scrutant dans un silence de plomb. Je leur faisais face, dans le rôle de l'écorché.*
Le professeur finit par relever la tête et me posa quelques questions. Face à cet impressionnant jury,

j'avais le plus grand mal à cacher mon trouble. Devais-je répondre ou attendre mon avocat ? Il ne s'agissait pourtant que des questions habituelles, celles qu'on m'avait posées mille fois. Toxicomanie ? Homosexualité ? Interventions chirurgicales ?
J'eus à peine le temps de réciter mes réponses, on me signala que la visite était terminée ; le professeur me donna rendez-vous trois mois plus tard. Je ressortis dépité. Naïf, j'avais espéré qu'il m'expliquerait enfin tout, pourquoi la maladie, combien de temps il faudrait pour que je m'en remette, ce qu'il fallait que je mange et tout ce qui s'ensuit. Comme beaucoup de malades sans doute, j'avais pris rendez-vous avec un gourou. Je n'avais trouvé qu'un homme de science, le premier qui fût capable de me dire clairement : « On ne sait pas. » Ce n'était pas la réponse que j'attendais mais il ne pouvait m'en donner une autre.
Trois mois plus tard, l'hépatite était toujours là. Le médecin préconisa une biopsie. J'en fus soulagé : enfin, il allait se passer quelque chose dans cette maladie où il ne se passait rien.

Le diagnostic d'une hépatite chronique

Les hépatites virales A et E ne deviennent jamais chroniques. Les autres virus d'hépatite (B, C, D et G) sont responsables de l'immense majorité des hépatites chroniques, devant les hépatites auto-immunes (moins de 5 %) et médicamenteuses (moins de 1 %).

Certaines personnes peuvent conserver le virus sans qu'il n'y ait aucune manifestation clinique, biochimique ou histologique d'hépatite chronique, et donc sans qu'il y ait d'hépatite chronique. On parle alors de porteurs sains ou, ce qui est plus juste, de porteurs asymptomatiques. Cependant, il ne faut jamais perdre de vue qu'il peut exister des lésions antérieures (fibrose, cirrhose) datant du stade actif de la maladie, et qu'une réactivation de la maladie n'est jamais à exclure.

Estimation de la fréquence des hépatites chroniques en France

Hépatite	Nombre de porteurs chroniques
A	0
B	150 000
C	500 000
D	10 000
E	0
F	0 ?
G	500 000 à 2 000 000 ?
Médicamenteuse	1 000
Auto-immune	20 000
Cirrhose biliaire primitive	10 000

Il n'existe aucune statistique précise sur le nombre d'hépatites chroniques en France, et les chiffres obtenus par extrapolation sont souvent contradictoires. Les données ci-dessus ne représentent donc que des ordres de grandeur.

On parle d'hépatite chronique quand l'élévation des transaminases se prolonge plus de six mois après une hépatite aiguë virale. Au niveau du foie, l'hépatite chronique se traduit par une destruction (une nécrose) des cellules hépatiques, une infiltration inflammatoire et de la fibrose. L'importance de ces trois lésions varie en fonction de l'activité de l'hépatite.

On a longtemps distingué deux catégories d'hépatites chroniques : les hépatites chroniques persistantes et les hépatites chroniques actives. En fait, il n'y a pas de frontière nette entre ces deux formes d'hépatite chronique et aujourd'hui, la notion d'hépatite chronique persistante tend à être abandonnée au profit de celle d'hépatite chronique d'activité minime. Quant aux hépatites chroniques actives, on distingue désormais celles dont l'activité est « modérée » et celles dont l'activité est « forte ».

L'activité de l'hépatite chronique

L'activité de l'hépatite chronique correspond à sa vitesse d'évolution ou, pour reprendre un terme fréquemment employé, à son « évolutivité ». Lorsque l'activité est minime, les symptômes sont la plupart du temps absents, en dehors d'une asthénie modérée ; les tests hépatiques sont régulièrement normaux, sauf les transaminases qui s'élèvent en général à moins de deux fois la norme ; les lésions histologiques sont bénignes et, la plupart du temps, persistent longtemps sans s'aggraver.

Toutefois, ces hépatites d'activité minime peuvent n'être que des hépatites plus actives vues à un stade précoce. Les passages d'une forme à l'autre étant assez fréquents, une surveillance demeure donc nécessaire, même si l'activité de l'hépatite est minime.

Les hépatites chroniques d'activité modérée ou forte sont plus souvent symptomatiques. Elles peuvent présenter les symptômes classiques de l'hépatite : une asthénie parfois importante et, dans certains cas, des douleurs de l'hypocondre droit. La sécheresse de la bouche et la soif, la blancheur médiane de la langue, le goût amer, les nausées, les maux de tête, la mauvaise humeur et l'irritabilité sont parfois cités parmi les manifestations de l'hépatite chronique active, bien qu'ils ne soient pas spécifiques à celle-ci.

Si elle ne prend que très rarement une forme très sévère, une hépatite chronique active peut évoluer vers une cirrhose qui,

progressivement, conduit à une insuffisance hépatocellulaire chronique. Au stade de cirrhose, les signes d'insuffisance hépatocellulaire peuvent être cutanés, comme l'érythème palmaire ou l'angiome stellaire. L'érythème palmaire est une rougeur pommelée qui apparaît sur la main ; l'angiome stellaire est une rougeur couronnée de fins vaisseaux qui apparaît sur le haut du corps ; il disparaît sous la pression et réapparaît à partir du point central. Dans certains cas graves, les signes peuvent être sexuels, chez la femme (disparition des règles, stérilité) comme chez l'homme (féminisation, impuissance, atrophie testiculaire, stérilité).
À l'examen clinique au stade de cirrhose, le foie est parfois augmenté de volume, de consistance dure. Le volume de la rate aussi peut être augmenté. En l'absence de cirrhose, l'examen clinique est habituellement normal. À l'examen sanguin, les transaminases sont élevées, jusqu'à cinq ou dix fois la norme, mais rarement plus, avec une prédominance de l'ALAT (SGPT) sur l'ASAT (SGOT). Les immunoglobulines peuvent aussi être élevées, principalement celles de type IgG (en général 1,5 à 2 fois la norme). La bilirubine est très souvent normale ; quand elle est élevée, l'augmentation porte sur la bilirubine conjuguée. Les phosphatases alcalines sont, elles aussi, normales ou modérément élevées (sauf dans les formes cholestatiques, où l'augmentation peut être importante).
Une hépatite chronique peut évoluer soit progressivement, soit par poussées au cours desquelles les symptômes sont plus marqués et les anomalies des tests hépatiques, notamment des transaminases, s'accentuent. À plus ou moins long terme, la multiplication virale tend à diminuer, voire à disparaître. Mais il est rare que l'hépatite chronique active aboutisse, sans traitement, à une guérison complète. Le risque principal, après plusieurs années d'évolution, est la constitution d'une cirrhose.

La biopsie hépatique

Les examens biochimiques, et notamment le dosage des transaminases, ne donnent qu'un premier aperçu de l'activité d'une hépatite chronique. Seuls le prélèvement et l'analyse d'un fragment du foie permettent d'en savoir plus. C'est le rôle de la ponction biopsie hépatique, examen rarement utile dans le cas d'une hépatite aiguë, mais d'une importance fondamentale en cas d'hépatite chronique.

La biopsie permet d'affirmer ou de confirmer le diagnostic, en décelant les lésions histologiques typiques de l'hépatite (nécrose des hépatocytes, inflammation, fibrose). Elle permet surtout de mesurer le retentissement de la maladie sur l'architecture même du foie, et de préciser le pronostic au vu des lésions dites d'activité, qui reflètent l'évolutivité de la maladie.

Différentes voies peuvent être utilisées pour réaliser un prélèvement du foie. La plus courante est la biopsie transpariétale, le prélèvement s'effectuant entre les côtes. Le patient est couché sur le dos, le bras droit relevé vers l'arrière afin d'ouvrir les espaces intercostaux. Une anesthésie locale est réalisée ; l'anesthésique est injecté jusqu'à la capsule de Glisson, cette fine capsule conjonctive qui entoure le foie.

La ponction est alors réalisée à l'aide d'une aiguille spéciale. Le geste dure à peine une seconde ; habituellement, il est entièrement indolore. Toutefois, il est possible qu'on ressente une douleur ou une oppression dans l'hypocondre droit, dans l'heure ou les heures qui suivent l'intervention. Cette douleur est la plupart du temps modérée et disparaît assez vite. Mais il arrive qu'elle persiste, avant de disparaître progressivement en plusieurs jours. Une douleur à l'épaule peut également être ressentie.

Aussi simple qu'elle paraisse, la biopsie n'est pas une intervention anodine. Le principal accident redouté est hémorragique. Le plus souvent, il ne s'agit que d'un simple hématome, sans aucune conséquence. Mais, très rarement, il peut se produire une hémorragie plus importante. C'est pour la prévenir qu'il est impératif, aussitôt après la biopsie, d'être allongé sur le côté afin de comprimer le point de ponction ; dans la plupart des hôpitaux, la règle est de demeurer hospitalisé pendant les douze à vingt-quatre heures qui suivent la ponction.

En raison de ce risque d'hémorragie, la biopsie transpariétale peut être dangereuse s'il existe des troubles de la coagulation sanguine, soit en cas d'insuffisance hépatocellulaire importante, soit pour des raisons extrahépatiques. On admet qu'un taux de Quick inférieur à 50 % ou un nombre de plaquettes inférieur à 50 000 par mm^3 constituent des contre-indications absolues à la biopsie transpariétale. Dans ce cas, il est préférable de réaliser une biopsie par voie transjugulaire. La ponction est effectuée sous anesthésie locale avec un cathéter guidé, à partir de la veine jugulaire, jusqu'au foie. Les complications d'une biopsie transjugulaire sont exceptionnelles. Elles peuvent être dues au cathéter lui-même ou à la traversée de la capsule de Glisson qui entoure le foie.

La ponction peut enfin être guidée par échographie. Cette technique est surtout pratiquée en cas de tumeur, de kyste ou d'angiome, quand on cherche à réaliser le prélèvement non plus à l'aveugle, mais dans une zone précise du foie. Là encore, les complications sont rares.

Les enseignements d'une biopsie

Un lobule hépatique, unité de structure du foie, mesure environ un demi-millimètre. On le représente souvent sous la forme d'un hexagone, à l'intérieur duquel les hépatocytes sont disposés en rangées unicellulaires. Ces rangées sont séparées les unes des autres par des sinusoïdes qui convergent vers une veine centro-lobulaire qui, comme son nom l'indique, est située au centre du lobule. Grâce au riche réseau vasculaire constitué par les sinusoïdes, les cellules hépatiques sont en contact avec le sang qui circule dans l'organisme.

Aux angles de chaque lobule se trouvent les espaces portes, de forme triangulaire ou arrondie. Chacun d'entre eux contient une artériole, issue de l'artère hépatique, une veinule, branche de la veine porte, et un ou deux canaux biliaires. Un tissu conjonctif soutient l'ensemble. Les espaces portes jouent un rôle fondamental dans le foie, puisque c'est à travers eux que transite le sang de la veine porte et de l'artère hépatique.

Le retentissement de l'hépatite sur le foie

Foie sain : le sang transite normalement à travers l'espace porte représenté par le triangle du bas.

Hépatite chronique d'activité minime : l'inflammation est limitée à l'espace porte.

Hépatite chronique active : l'inflammation a franchi les limites de l'espace porte et s'étend dans le lobule où se trouvent les hépatocytes.

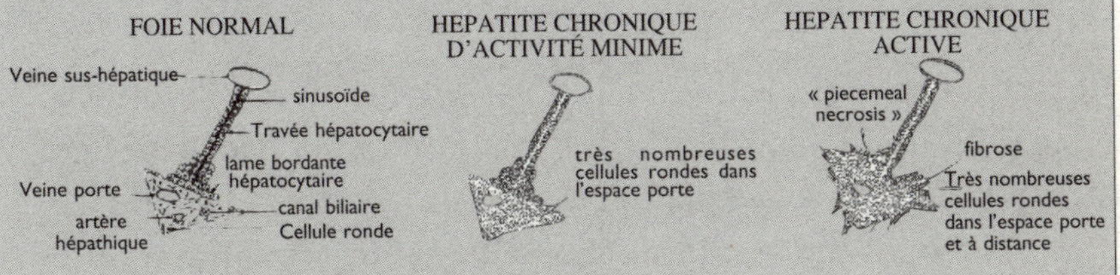

Lors d'une biopsie, plusieurs lobules et espaces portes sont prélevés. En cas d'hépatite chronique, leur examen révèle trois lésions principales : une inflammation du tissu hépatique provoquée par l'infiltration de cellules mononucléées (lymphocytes, plasmocytes), une nécrose des hépatocytes et une fibrose.

Si l'hépatite est d'activité minime, l'infiltration inflammatoire est modérée et strictement limitée aux espaces portes. Quand l'hépatite est plus active, l'inflammation est non seulement plus importante dans l'espace porte, mais elle en franchit les limites et envahit le lobule.

La nécrose hépatocytaire, elle, est rare en cas d'hépatite d'activité minime ; la plupart du temps, les hépatocytes sont normaux. En revanche, elle est constante quand l'hépatite chronique est plus active. La nécrose est dite focale quand elle affecte les hépatocytes au contact d'une réaction inflammatoire, notamment aux abords des espaces portes ou d'un tissu de fibrose. C'est le cas le plus fréquemment rencontré lors des hépatites chroniques actives. Plus rarement, la nécrose peut affecter toute une travée d'hépatocytes, de l'espace porte à la veine centrolobulaire ou entre deux veines centrolobulaires ; on parle alors de nécrose en pont.

La fibrose est en quelque sorte la cicatrice qui apparaît après la destruction des cellules. Il s'agit d'un tissu fibreux qui se développe principalement dans les espaces portes, mais pénètre aussi à l'intérieur du lobule. Au stade initial de l'hépatite chronique, la fibrose n'altère pas l'architecture du foie. À un stade plus avancé, il peut se constituer une cirrhose (voir chapitre 7).

Inflammation, nécrose et fibrose : ces trois lésions caractérisent l'hépatite chronique active, mais d'autres peuvent être décelées à l'occasion d'une biopsie. Il n'est pas rare qu'on découvre une stéatose, due à l'accumulation de graisses dans les cellules du foie. Parfois importante en cas d'hépatite alcoolique, elle demeure généralement modérée en cas d'hépatite virale.

En règle générale, les lésions hépatiques sont suffisamment diffuses pour qu'un prélèvement puisse être considéré comme représentatif de l'ensemble du foie. Toutefois, certaines lésions (notamment certaines cirrhoses ou certaines atteintes des voies biliaires intrahépatiques) peuvent varier d'intensité d'une région à l'autre du foie. Il peut donc être difficile, sur les fragments retirés, d'évaluer la sévérité des lésions ou de les comparer en cas de prélèvements successifs.

L'hépatite chronique B

Sur 1 000 sujets contaminés par le virus de l'hépatite B, 50 développent une infection chronique. Parmi eux, 15 ont un foie normal et sont des porteurs sains, 20 ont une hépatite chronique d'activité minime et 15 une hépatite chronique plus active. C'est dans cette dernière catégorie qu'existent les risques de cirrhose.

On ne peut parler de portage sain de l'antigène HBs qu'à deux conditions. D'une part, les transaminases doivent être strictement normales lors de plusieurs bilans successifs. D'autre part, l'absence de multiplication virale doit être attestée par l'absence de l'ADN du virus B dans le sang.

L'hépatite chronique B affecte huit fois plus d'hommes que de femmes. Schématiquement, elle évolue en trois phases après l'épisode aigu. Dans un premier temps, on note une forte multiplication virale, confirmée par la persistance de l'antigène HBe et la présence de l'ADN du virus dans le sang. L'activité biologique demeure faible, comme en témoigne l'élévation modérée des transaminases. Les lésions hépatiques sont modérées et l'inflammation limitée aux espaces portes et aux zones autour des espaces portes.

Au bout de quelques mois, voire de quelques années, la réponse immunitaire augmente et la multiplication virale diminue. Paradoxalement, c'est au cours de cette phase de réaction immunitaire que les lésions sont les plus graves. Car ce n'est pas le virus qui est responsable de la destruction des cellules, mais le système immunitaire lui-même. Les anticorps s'attaquent aux cellules hépatiques infectées présentant à leur surface des antigènes viraux. Ainsi, en se défendant contre le virus, l'organisme détruit ses propres cellules. Au cours de cette phase, la nécrose et l'inflammation sont importantes et il se constitue une fibrose, voire une cirrhose.

Au cours de la troisième phase, la multiplication virale cesse. Dès lors, l'antigène HBe disparaît au profit des anticorps anti-HBe et l'ADN du virus n'est plus détectable : il s'est intégré au génome des hépatocytes. Dans le meilleur des cas, l'activité de

Les trois phases de l'hépatite B chronique

Au cours de la première phase, la multiplication virale est importante et l'activité de l'hépatite est faible. La seconde phase est marquée par un renversement de la situation : la réponse immunitaire s'accroît et l'activité de l'hépatite augmente, cependant que la multiplication virale diminue. La troisième phase voit la disparition progressive de la multiplication virale et de l'hépatite chronique, mais une réactivation de la maladie est toujours possible.

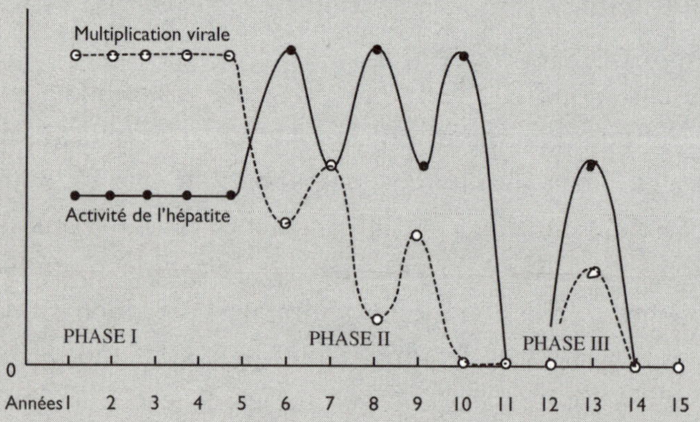

l'hépatite elle-même finit par disparaître, les transaminases se normalisent et les lésions se stabilisent.
Mais parfois, une ou plusieurs périodes de réactivation virale sont enregistrées au cours de cette troisième phase. L'antigène HBe et l'ADN viral réapparaissent, l'activité de l'hépatite reprend. Si une cirrhose est constituée, le risque de développement d'un cancer est important : il est évalué à 3 % par an, soit 30 % au bout de dix ans. C'est notamment en raison de ce risque qu'un suivi régulier de l'hépatite chronique B est indispensable.

Le virus B mutant pré-C

Chez un certain nombre de malades atteints d'hépatite chronique B, il existe une multiplication virale avec détection de l'ADN du VHB dans le sang, en l'absence d'antigène HBe et en présence d'anticorps anti-HBe. Cette situation, particulièrement fréquente dans les pays du bassin méditerranéen (notamment le sud de l'Italie), représente environ 20 % des cas d'hépatite chronique B en France.
Il a été mis en évidence chez de tels malades une infection par des VHB ayant subi une ou plusieurs mutations dans la région pré-C, avec apparition d'un codon stop bloquant la transcription et donc la synthèse de l'antigène HBe. L'apparition de ces mutations pourrait être induite par la pression immunitaire.
Certaines études ont rapporté la présence d'une infection simultanée par le VHB « sauvage » (sans mutations génomiques) et le VHB mutant chez un même malade. De même, il semble qu'une infection par le VHB sauvage et une infection par le VHB mutant puissent se succéder chez le même malade.
Il est possible que ce type de VHB entraîne des hépatites chroniques d'évolution plus sévère, marquée par des fluctuations importantes de la multiplication virale. Ainsi, les malades atteints d'hépatite chronique B anti-HBe positif sembleraient avoir plus souvent une cirrhose que les malades atteints d'hépatite chronique AgHBe positif.

L'hépatite chronique D

L'hépatite D, ou delta, devient rarement chronique dans le cas d'une infection simultanée avec le virus de l'hépatite B. C'est en cas de surinfection survenant chez un porteur chronique du virus B que le risque est le plus grand. En effet, le virus delta dispose alors d'une grande quantité d'enveloppe du virus B (antigène HBs), ce qui facilite sa multiplication et sa persistance.
Les lésions hépatiques de l'hépatite chronique delta peuvent être importantes et, dans 40 % des cas, elles évoluent vers la cirrhose. C'est pourquoi il est important de surveiller l'apparition d'une éventuelle hépatite delta lors du suivi des hépatites chroniques B, et en particulier si les transaminases se mettent brusquement à augmenter.
L'antigène delta est rarement décelable dans le sang. La plupart du temps, on peut en revanche relever la présence d'anticorps anti-delta, de type IgM puis IgG. L'infection par le virus D ayant tendance à inhiber la multiplication du virus B, l'antigène HBe et l'ADN du virus B sont en général négatifs, tandis que l'anticorps anti-HBe est positif.

L'hépatite chronique C

L'hépatite C devient chronique dans près de 80 % des cas, et l'on estime qu'elle est la plus fréquente des hépatites chroniques virales en Occident. Les extrapolations permettent d'évaluer à 500 000 le nombre de porteurs chroniques du virus de l'hépatite C en France. Mais pour l'heure, moins de 25 % d'entre eux ont été recensés. Les autres ne savent pas qu'ils sont contaminés.

Évolution des transaminases au cours d'une hépatite chronique C

Quel que soit le niveau auquel fluctuent les transaminases, on peut souvent noter une alternance de valeurs élevées et normales, assez caractéristique de l'hépatite chronique C.

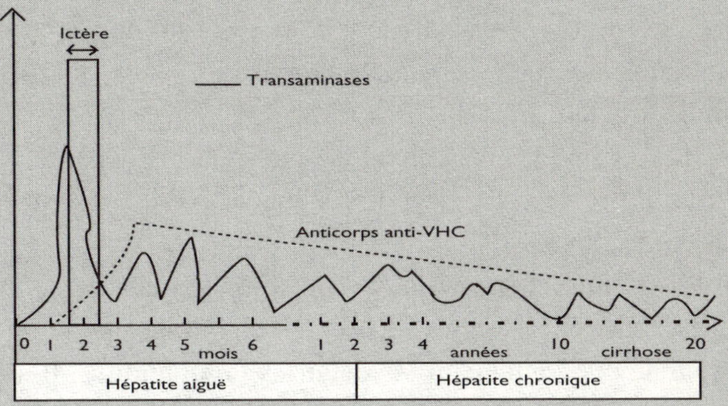

Il est vrai que la moitié des porteurs chroniques ne développent pas d'hépatite active : 20 % sont des « porteurs sains » et conservent le virus sans aucune lésion hépatique ; 30 % n'ont que des lésions minimes. Pour l'autre moitié des porteurs chroniques, l'hépatite est active. Mais même dans ce cas là, l'activité est bien souvent modérée. Au bout du compte, seuls 20 % des porteurs chroniques du virus de l'hépatite C développent une hépatite vraiment agressive pouvant évoluer vers une cirrhose.

On peut se demander pourquoi certaines hépatites C demeurent bénignes, tandis que d'autres évoluent rapidement vers la cirrhose. Les facteurs liés au virus, à savoir le génotype et la charge virale, ne semblent pas jouer un rôle déterminant. Sans doute le génotype 1b (fréquent dans les hépatites post-transfusionnelles) est-il plus souvent associé à des lésions graves mais, dans bien des cas, cette différence peut être imputée à l'ancienneté de la contamination, plus qu'au génotype lui-même. De même, il semble exister un lien entre le nombre de « quasi-espèces » du virus présentes dans l'organisme et la sévérité de la maladie. En effet, chez un même patient, il peut exister au même moment de multiples populations virales différentes, résultant des incessantes mutations qui se produisent au fil du temps. Mais on ne sait pas encore très bien dans quelle mesure un nombre important de « quasi-espèces » aggrave la maladie, ou est simplement le témoin de son ancienneté. Enfin, une charge virale élevée n'est pas forcément un élément de gravité de l'hépatite. C'est ainsi que de nombreux porteurs sains peuvent présenter une charge virale élevée.

Parmi les facteurs importants de gravité de la maladie, le mieux connu est l'alcool : il aggrave l'hépatite en favorisant la multiplication virale et en atténuant les défenses immunitaires. Il a aussi été montré que l'âge de la personne au moment de la contamination pouvait être un facteur important, voire majeur : la fibrose se développe d'autant plus vite que la personne a été contaminée tardivement. Des différences hormonales semblent également intervenir ; elles pourraient expliquer pourquoi l'hépatite C est moins fréquemment active chez les femmes jeunes. Ainsi, une cirrhose mettra en moyenne cinquante ans à se constituer chez une femme contaminée à l'âge de vingt ans ; elle pourra ne mettre que dix ans, chez un homme contaminé à cinquante ans. Enfin, des dispositions génétiques particulières pourraient expliquer pourquoi certains porteurs chroniques du VHC ne développent pas d'hépatite, malgré une charge virale importante.

Même dans ses formes actives, l'hépatite chronique C est souvent asymptomatique et ne se manifeste que par une élévation des transaminases, souvent inférieure à cinq fois la norme. Son activité est beaucoup plus irrégulière que celle de l'hépatite chronique B ; elle peut fluctuer d'un bilan à un autre ; les transaminases peuvent parfois être normales, avant de remonter la fois suivante.

Contrairement à ce que l'on entend raconter ici ou là, l'hépatite chronique C n'induit en général pas de problème immunitaire. Lorsque l'on est porteur chronique du VHC, on n'est pas plus exposé qu'un autre aux affections virales. De même, la plupart des associations relevées entre des maladies auto-immunes non hépatiques et la présence du virus de l'hépatite C peuvent être considérées comme fortuites, sauf dans certains cas précis — et rares — d'affection des reins (glomérulonéphrites), des vaisseaux (vascularites liées à une cryoglobulinémie) ou de la peau (porphyrie cutanée tardive).

Porteur sain ou hépatite chronique ?

Lorsque les anticorps anti-VHC sont positifs, la recherche de l'ARN du virus par PCR et le dosage des transaminases permettent de distinguer trois cas de figure :
— les transaminases sont normales et la PCR est négative : il s'agit d'une hépatite ancienne et guérie ;
— les transaminases sont normales et la PCR est positive : le patient est présumé porteur sain ;
— les transaminases sont élevées et la PCR est positive : c'est une hépatite chronique.

L'hépatite chronique G

Nous l'avons vu au chapitre 3, le pouvoir pathogène du virus de l'hépatite G n'est pas établi. On suppose que le nombre de porteurs chroniques est au moins aussi important, si ce n'est beaucoup plus, que le nombre de porteurs du virus de l'hépatite C.

Mais dans la grande majorité des cas, il n'y a aucune lésion hépatique.

L'hépatite chronique auto-immune

L'hépatite chronique auto-immune est due à un désordre de l'immunité cellulaire. On l'attribue à une anomalie de la fonction des lymphocytes T suppresseurs, qui s'attaquent aux antigènes de la membrane de l'hépatocyte.

On distingue deux types d'hépatite chronique active auto-immune. Le premier, qui est de loin le plus fréquent, est caractérisé par la présence d'anticorps antinoyaux ou antimuscle lisse. Le second, plus rare et affectant surtout des sujets jeunes, est signalé par la présence d'anticorps antiréticulum endoplasmique de type 1 (anticorps anti-LKM 1).

La cirrhose biliaire primitive

La cirrhose biliaire primitive, une maladie qui affecte essentiellement des femmes entre 30 et 60 ans, est également une maladie hépatique auto-immune. À l'origine, cette atteinte des canaux biliaires situés entre les lobules n'est pas une cirrhose, mais elle peut en devenir une au bout de quelques années.

Dans un premier temps, la cirrhose biliaire primitive est asymptomatique. Les seuls indices permettant de soupçonner son existence peuvent être une augmentation des gamma GT ou des phosphatases alcalines, ainsi que la présence d'anticorps antimitochondries. Dans un deuxième temps, des signes cliniques apparaissent, notamment le prurit qui signale un problème biliaire. C'est dans sa phase terminale que la cirrhose biliaire primitive peut effectivement se traduire par une cirrhose.

Dans les deux cas, l'évolution vers la cirrhose est à redouter. Elle est plus rapide dans le second type. Comme dans le cas des hépatites chroniques virales, mais plus rarement, un cancer peut se développer dans les formes cirrhotiques.

L'hépatite médicamenteuse chronique

L'hépatite médicamenteuse chronique est très rare. Cependant, soit parce qu'elle est longtemps passée inaperçue, soit parce son origine médicamenteuse n'a pas été devinée, une hépatite médicamenteuse peut, elle aussi, provoquer des lésions d'hépatite chronique et une cirrhose, voire un cancer. Certains médicaments très courants, et considérés comme anodins par ceux qui les prennent, peuvent être impliqués.

questions / réponses

Quand l'hépatite devient chronique

83 À partir de quand une hépatite est-elle considérée comme chronique ?

Lorsque l'élévation des transaminases persiste plus de six mois.

84 Quels sont les risques qu'une hépatite aiguë devienne chronique ?

Cela dépend des hépatites. Les hépatites virales A et E ne deviennent jamais chroniques. Les hépatites B le deviennent 1 fois sur 20 et les hépatites C 8 fois sur 10.

85 Peut-on être porteur sain d'un virus d'hépatite ?

Oui, d'une certaine manière. Certaines personnes sont porteuses du virus B ou du virus C sans aucune lésion, ou avec peu de lésions du foie.

86 Un virus d'hépatite peut-il se réveiller après des années ?

Oui. Un porteur de virus considéré comme « sain » peut avoir une poussée d'hépatite après plusieurs années.

87 Existe-t-il des symptômes spécifiques à l'hépatite chronique ?

Non, aucun. Le symptôme le plus fréquent, l'asthénie, est généralement négligé.

88 Existe-t-il un lien entre l'intensité de l'hépatite initiale et la gravité de l'hépatite chronique ?

Pas forcément. Cependant, les hépatites aiguës les plus fortes ont tendance à évoluer moins souvent vers une hépatite chronique.

89 Avec quelles autres maladies peut-on confondre une hépatite chronique ?

L'asthénie due à l'hépatite chronique peut être prise pour un syndrome dépressif.

90 Une hépatite chronique peut-elle disparaître toute seule ?

Oui, mais cela est rare, surtout dans le cas de l'hépatite chronique C.

91 Un malade atteint d'hépatite chronique est-il particulièrement exposé à d'autres maladies ?

Non, les défenses immunitaires sont tout à fait normales jusqu'au stade de cirrhose où l'immunité est moins bonne.

92 Une personne atteinte d'hépatite chronique doit-elle se faire vacciner contre la grippe ?

Oui, comme tout le monde.

93 Une personne atteinte d'hépatite chronique C doit-elle se faire vacciner contre l'hépatite B ?

Oui, comme tout le monde.

94 Quelle est la différence entre une hépatite chronique active et une hépatite chronique persistante ?

En fait, cette distinction est artificielle. Il s'agit de la même maladie vue à des stades différents, plus précoce pour l'hépatite chronique persistante, plus tardif pour l'hépatite chronique active.

95 Une hépatite chronique persistante peut-elle devenir active (et réciproquement) ?

Une hépatite chronique persistante peut devenir active après un délai variable. L'inverse est rarement vrai.

96 Comment peut évoluer une hépatite chronique active ?

Elle guérit rarement spontanément. En général, elle évolue lentement vers une fibrose ou éventuellement une cirrhose.

97 Quels sont les principaux médicaments responsables des hépatites médicamenteuses chroniques ?

De tels médicaments sont rares. Il s'agit essentiellement de la nitrofurantoïne et du zyloric.

98 Comment peut évoluer une hépatite chronique médicamenteuse ?

Vers une cirrhose, si la prise du médicament responsable n'est pas arrêtée.

99 Comment peut évoluer une hépatite chronique auto-immune ?

Vers une cirrhose, comme toutes les hépatites chroniques.

100 À quoi sert la biopsie ?

À confirmer le diagnostic, à préciser le pronostic, à décider d'un éventuel traitement et à évaluer ultérieurement l'efficacité de ce traitement par une deuxième biopsie.

101 Les résultats d'une biopsie sont-ils totalement fiables ?

Ils sont globalement fiables. C'est le meilleur examen pour caractériser une hépatite chronique.

102 Puis-je refuser une biopsie ?

Oui, bien sûr. Le malade peut toujours refuser l'examen que le médecin lui conseille.

103 Puis-je en exiger une ?

Non. Seul le médecin peut juger de l'intérêt d'une biopsie.

104 La biopsie est-elle totalement prise en charge par la Sécurité sociale ?

Oui, si vous êtes pris en charge à 100 %. Sinon, vous pouvez devoir le forfait hospitalier.

105 Quelles précautions faut-il prendre avant une biopsie ?

Il faut arrêter toute prise de médicament qui pourrait affecter la coagulation (aspirine, anti-inflammatoires). En cas de traitement anticoagulant qui ne peut être interrompu, la biopsie sera faite par voie jugulaire.

106 Combien de temps est-on hospitalisé pour une biopsie ?

En général vingt-quatre heures, parfois douze.

107 Dans quels cas faut-il faire une biopsie sous échographie ?

Lorsque le foie est petit, lorsque l'on veut biopsier une zone particulière du foie (diagnostic d'une tumeur) ou lorsqu'il existe un angiome ou un kyste.

108 Pourquoi certaines personnes ressentent-elles une douleur à l'épaule ou une sensation d'étouffement après une biopsie ?

Ces symptômes viennent de la perforation de la capsule de Glisson qui recouvre le foie. L'innervation de cette capsule est assurée par le nerf phrénique qui innerve aussi le diaphragme.

109 Quels sont les risques de la biopsie ?

Essentiellement, le risque d'hémorragie qui peut être grave dans un cas sur 1 000.

110 À quels signes doit-on suspecter une hémorragie après une biopsie ?

On doit y penser en cas de fatigue anormale, de vertiges, de malaise, de douleurs abdominales ou d'une jaunisse.

111 Puis-je reprendre mes activités aussitôt après une biopsie (travail, voyages, sport...) ?

Il est préférable d'éviter tout exercice physique pendant une semaine.

112 Puis-je obtenir un compte rendu d'hospitalisation complet ?

Oui, c'est le droit le plus strict du malade.

113 Au vu de mon compte rendu de biopsie, comment savoir la gravité de l'hépatite ?

Les termes employés par le médecin qui a réalisé l'analyse demeurent subjectifs. Mais la plupart du temps, ils sont assortis d'un « score ». Très souvent utilisé, le score de Knodell est gradué de 0 à 22. En-dessous de 6, l'hépatite est considérée comme minime ; de 6 à 10, elle est dite modérée ; on commence à parler d'activité forte au-delà de 10.

Une autre classification est parfois utilisée. Elle présente deux chiffres. Le premier, repéré par la lettre A, est échelonné de 0 à 3. Il traduit l'activité de l'hépatite (inflammation et nécrose), et donc son évolutivité. Le second, repéré par la lettre F, caractérise le retentissement fibreux de l'hépatite (les séquelles sur les tissus du foie). Il est gradué de 0 (pas de fibrose) à 4 (présence d'une cirrhose).

7 La cirrhose et ses complications

« Une hépatite chronique ? C'est grave, ça ?
— Pas forcément, mais il y a des risques... Le développement d'une cirrhose, par exemple...
—... »
Contentez-vous de prononcer le mot cirrhose, on vous regardera d'un autre œil. Votre interlocuteur prend un air compassé et réprime non sans mal un mouvement de dégoût.
La cirrhose évoque ces photos qu'on nous montrait à l'école pour nous dissuader de boire. Toujours les mêmes : un homme avec le ventre gonflé, les jambes bleues, les yeux creusés. Cet homme, je l'ai compris plus tard, souffrait d'une ascite, cette complication particulière de la cirrhose qui touche plus souvent les malades atteints d'une cirrhose alcoolique que ceux atteints d'une cirrhose post-hépatitique.
Je ne sais pas si de telles images avaient le pouvoir de nous mettre sur le chemin de la sobriété. Elles ont en tout cas contribué à donner à la cirrhose une place de choix dans nos fantasmes médicaux. Elle est une sorte de punition divine pour ceux qui ne sont pas raisonnables. Untel a une cirrhose : il l'a bien cherchée.
Pour nous convaincre, le maître insistait sur le fait que l'homme photographié était condamné, sans appel. Il se gardait bien de nous dire qu'on pouvait

vivre avec une cirrhose, que le danger venait moins de la cirrhose elle-même que de ses complications. Mais le savait-il lui-même ?

La cirrhose post-hépatitique

La destruction des hépatocytes provoquée par l'hépatite chronique n'est, en tant que telle, pas très grave, puisque toute cellule hépatique morte finit par être remplacée.
Le grain de sable qui vient tout enrayer, c'est la fibrose qui naît de la destruction des hépatocytes. Elle n'empêche pas la régénération de se produire, mais elle constitue un obstacle infranchissable pour les hépatocytes, qui ne réussissent plus à s'agencer selon le plan habituel du nodule. Au lieu de se placer en rangées unicellulaires, bien connectées aux axes vasculaires, ils s'accumulent au bord de l'obstacle et forment des amas de cellules appelés nodules. Comme l'architecture de ces nodules n'est pas conforme à celle du lobule hépatique sain, les hépatocytes ne peuvent plus remplir leur mission.
C'est ce bouleversement de la structure des tissus du foie, associant une fibrose et des nodules de régénération, qu'on appelle la cirrhose. Connue depuis l'Antiquité, cette affection a été décrite en 1819 par Laennec qui la nomma ainsi à cause de sa couleur (du grec *kirrhos,* roussâtre). Quand les nodules sont inférieurs à 3 mm, on parle de cirrhose micronodulaire. Quand ils sont plus importants, on parle de cirrhose macronodulaire.
La fibrose qui caractérise les hépatites chroniques correspond à un stade précirrhotique. Il peut y avoir de la fibrose sans nodules, mais pas de nodules sans fibrose préalable. Le risque de formation de nodules, et donc de cirrhose, est d'autant plus grand que la fibrose a tendance à s'étendre.

En France, l'alcoolisme a longtemps représenté, de très loin, la première cause de cirrhose (90 % des cas chez les hommes, 70 à 80 % chez les femmes). Mais toutes les hépatites chroniques, virales ou non, peuvent aussi mener à la cirrhose et aujourd'hui, la proportion de cirrhoses dues aux hépatites chroniques virales tend à augmenter.

Dans la plupart des cas, le processus est long, et ce n'est qu'après une dizaine d'années d'activité, parfois beaucoup plus (jusqu'à quarante ans) qu'apparaît la cirrhose posthépatitique.

Dans un premier temps, la cirrhose ne se manifeste par aucun symptôme ; on parle de cirrhose *compensée*. Comme aucun test biologique n'est, en lui-même, révélateur de cirrhose, cette phase peut passer inaperçue. Fréquente dans le cas des cirrhoses alcooliques, l'absence de diagnostic l'est moins dans le cas des hépatites virales chroniques, où une biopsie est souvent pratiquée. À condition, bien sûr, que l'hépatite chronique ait elle-même été reconnue…

Dans un deuxième temps, au stade de cirrhose *décompensée*, apparaissent des manifestations d'insuffisance hépatocellulaire (d'abord modérée, avec des signes cutanés, puis sévère, avec encéphalopathie hépatique), d'hypertension portale ou d'ascite.

Le diagnostic d'une cirrhose

À elle seule, la palpation du foie peut suggérer la présence d'une cirrhose, surtout si le foie est augmenté de volume, ce qui est rarement le cas en cas de cirrhose post-hépatitique. La surface du foie peut devenir grenue à cause des nodules ; son bord inférieur est dur et tranchant. Dans un contexte de cirrhose sur foie

atrophique, le cas le plus fréquent pour les cirrhoses post-hépatitiques, l'examen clinique est souvent moins évocateur.
Une échographie peut aider le médecin dans ses recherches. Souvent, les bords du foie apparaissent irréguliers (on emploie le terme de dysmorphie) et l'écho renvoyé par l'organe n'est pas homogène. Quand ces signes se doublent d'indicateurs d'hypertension portale (augmentation du calibre de la veine porte, augmentation du volume de la rate par exemple), le diagnostic est presque acquis.
Des signes d'insuffisance hépatocellulaire peuvent aussi orienter le diagnostic. Asthénie, amaigrissement ou ictère sont autant d'indicateurs, de pièces à convictions qui viennent alourdir les présomptions. Mais ils ne sont pas la marque de la cirrhose et ne sauraient en aucun cas constituer une preuve.
Certains examens sanguins peuvent aussi être évocateurs d'une cirrhose : diminution du nombre de plaquettes (thrombopénie), augmentation importante des gammaglobulines, transaminases ASAT supérieures aux ALAT, baisse du taux d'albumine ou de prothrombine.
En dépit de tous ces indices, seul l'examen des tissus à l'issue d'une biopsie permet d'avancer avec certitude le diagnostic de cirrhose. Toutefois, il ne permet pas de le réfuter à 100 % : dans le cas d'une cirrhose macronodulaire, le fragment retiré peut en effet être apparemment non-cirrhotique.
Une fois le diagnostic établi, il n'est pas toujours facile de formuler un pronostic. Il importe déjà de savoir si l'agression se poursuit ou non. Une personne atteinte de cirrhose alcoolique qui a cessé de boire a deux fois plus de chances de survie à cinq ans qu'une autre qui continue à boire. Avec les hépatites virales chroniques, et en particulier l'hépatite chronique B, l'apparition de la cirrhose peut être concomitante avec une diminution, voire un arrêt de l'activité de l'hépatite chronique. Les personnes dans

ce cas courent beaucoup moins de risques que celles chez qui la réplication virale se poursuit et l'activité de l'hépatite chronique persiste.

Cirrhoses alcooliques et hépatites virales

Comme toutes les hépatites, l'hépatite alcoolique engendre une fibrose secondaire à la nécrose des hépatocytes. Mais celle-ci est accentuée par une production exagérée de collagène, sous l'influence de l'alcool. D'où la fréquence des cirrhoses en cas d'alcoolisme chronique.

Si ce phénomène est connu, une de ses facettes demeure mystérieuse : pourquoi certaines personnes échappent à la cirrhose, malgré une consommation importante et prolongée, tandis que de moins gros buveurs deviennent cirrhotiques.

Des facteurs extérieurs à l'alcool peuvent être déterminants, qu'ils soient génétiques, toxiques, voire alimentaires... Au palmarès de ces causes non alcooliques, les virus de l'hépatite eux-mêmes semblent avoir une place de choix. On l'avait remarqué pour le virus de l'hépatite B, cela se confirme avec celui de l'hépatite C : la proportion des porteurs du virus est beaucoup plus importante chez les alcooliques développant une cirrhose que chez les autres.

Parmi d'autres, une étude menée en Espagne auprès de 150 patients alcooliques traduit le fait que la prévalence des anticorps anti-VHC augmente avec la sévérité des lésions hépatiques. Elle est de 2,2 % chez les patients sans lésion hépatique, de 20 % en cas d'hépatite alcoolique et de 42 % en cas de cirrhose. Le VHC pourrait être en partie responsable du développement d'une cirrhose chez nombre de patients alcooliques. Inversement, comme nous l'avons déjà noté, la consommation d'alcool aggrave l'évolution de l'hépatite C.

Mais c'est surtout du nombre et de l'intensité des complications que dépend le pronostic. Celui-ci est toujours aléatoire, mais on classe traditionnellement les malades en trois grandes catégories, en fonction d'un « score » tenant compte des taux de bilirubine, d'albumine et de prothrombine, ainsi que d'une éventuelle ascite ou d'une encéphalopathie.

Il y a un siècle, les hépatologues Hanot et Gilbert disaient de la cirrhose : « Il ne peut être question de guérison, mais de l'établissement d'un *modus vivendi* assez précaire qui constitue actuellement le *nec plus ultra* des résultats que doit viser le médecin. » Aujourd'hui, on ne parle toujours pas de guérison, mais le pronostic s'est considérablement adouci. Il y a cent ans, une hémorragie digestive était considérée comme le début de la fin. Désormais, on sait non seulement comment intervenir quand un tel accident se produit, mais on peut surtout le prévenir.

Cependant, ne nous leurrons pas : la cirrhose est une affaire très grave. Si elle peut être bien supportée pendant de nombreuses années tant qu'elle demeure à un stade asymptomatique, tout se gâte après. Et quand on échappe à l'hémorragie ou à l'encéphalopathie, il reste la menace du cancer.

L'hypertension portale

Une des conséquences de la cirrhose est l'augmentation de la résistance vasculaire à l'intérieur du foie. Cette résistance peut provoquer un accroissement de la pression dans la veine porte : c'est l'hypertension portale.

On parle d'hypertension portale lorsque la pression dans la veine porte ou le territoire portal est supérieure à 12 mm Hg, ou lorsque la différence de pression entre les territoires de la veine

porte et de la veine cave est égale ou supérieure à 5 mm Hg. Cette élévation de la pression peut entraîner le développement d'une circulation veineuse collatérale.
Une manifestation quasi constante de l'hypertension portale est la formation de varices dans l'œsophage ou dans l'estomac. Comme toutes les varices, elles ne sont pas dangereuses en elles-mêmes. Mais si elles viennent à se rompre, il se produit une hémorragie digestive dont les conséquences peuvent être graves. Il est donc très important de surveiller l'apparition de ces varices. On le fait à l'aide d'un endoscope, cet instrument optique souple qui permet d'examiner les organes de l'intérieur. Logiquement, un tel examen devrait être répété régulièrement chez tous les cirrhotiques.
Pour prévenir une hémorragie digestive ou ses récidives, plusieurs interventions sont possibles. L'action peut être médicamenteuse, par l'utilisation de bêtabloquants qui, à plus ou moins haute dose, ont démontré leur efficacité. En réduisant le rythme cardiaque, ils diminuent la pression portale et la fréquence des récidives. Grâce à ces médicaments, on peut aussi diminuer le risque d'une première hémorragie.
On peut aussi avoir recours à la sclérothérapie, dont l'objectif est de faire disparaître la varice en y injectant un produit sclérosant à l'aide d'un endoscope. Cette technique, pratiquée depuis les années 1930, avait été quelque peu abandonnée jusqu'à la mise au point d'endoscopes souples à la fin des années 1970. Si les complications bénignes de la sclérothérapie (douleurs, fièvres) sont assez fréquentes, les complications sévères (hémorragie) sont beaucoup plus rares.
On peut enfin avoir recours à la chirurgie, soit pour effectuer une ligature ou une résection des varices, soit pour réaliser une dérivation portale, totale ou partielle. Utilisée en général en dernier recours, l'anastomose porto-cave consiste à dévier la circulation

sanguine en abouchant la veine porte à la veine cave. Très efficace pour stopper l'hypertension portale, l'intervention a malheureusement pour conséquence d'accroître l'insuffisance hépatocellulaire et comporte de ce fait un risque important d'encéphalopathie. C'est la raison pour laquelle une telle intervention est rarement proposée. Elle est même contre-indiquée lorsque les signes d'insuffisance hépatocellulaire sont marqués.
Quand l'hémorragie n'a pas pu être évitée, elle peut être très abondante, au point de menacer la vie du malade. Une transfusion est nécessaire pour rétablir le volume sanguin, tandis qu'on cherchera à arrêter le saignement par une sclérothérapie en urgence ou la pose d'élastiques. Ce n'est qu'en cas d'échec — rare — des traitements par voie endoscopique qu'on peut envisager un traitement chirurgical d'urgence, dont les risques de mortalité sont élevés.

L'ascite

L'ascite est la rétention d'eau et de sel dans le péritoine, cette membrane qui tapisse les parois de l'abdomen. Elle ne peut se développer qu'à deux conditions. D'une part, il faut qu'il y ait une rétention hydrosodée ; une insuffisance hépatocellulaire peut la provoquer. D'autre part, il faut que le liquide soit maintenu dans le péritoine ; cette particularité est imputable à l'hypertension portale.
Insuffisance hépatocellulaire et hypertension portale : la cirrhose peut réunir les deux conditions nécessaires à la formation d'une ascite. Complication fréquente des cirrhoses alcooliques, l'ascite est plus rare en cas de cirrhose consécutive à une hépatite virale. Elle peut cependant apparaître, notamment après une hémorragie digestive ou une infection bactérienne.

Une ascite minime peut être invisible à l'examen clinique, mais repérable à l'échographie. Elle peut aussi prendre des proportions spectaculaires et entraîner un gonflement de l'abdomen. Dans un premier temps, l'association d'un régime sans sel et de diurétiques permet de réduire l'ascite. À un stade avancé, celle-ci devient *irréductible*. Seule la paracentèse permet alors, par une ponction abdominale, d'évacuer le liquide d'ascite.

De la cirrhose au cancer

Le cancer primitif du foie se développe à partir des cellules du foie, à la différence du cancer secondaire du foie, qui est une métastase faite de cellules cancéreuses provenant d'un autre organe. Si elle demeure mystérieuse, la liaison entre cirrhose et cancer primitif du foie n'en est pas moins flagrante : dans plus de 90 % des cas, le cancer primitif du foie se développe après qu'une cirrhose s'est constituée. En conséquence, le risque est important chez les personnes qui ont une cirrhose ; il est exceptionnel tant que l'hépatite chronique n'a pas abouti à la constitution d'une cirrhose.
Comme tous les cancers, celui du foie se manifeste par le développement d'une tumeur maligne dont les cellules se multiplient de façon anarchique. Si plusieurs types de tumeurs cancéreuses peuvent attaquer le foie, on n'en rencontre qu'un dans les cirrhoses dues aux hépatites chroniques : le carcinome hépatocellulaire, qui se développe à partir des hépatocytes.
Le carcinome hépatocellulaire demeure rare dans les pays occidentaux, mais il est fréquent dans les pays de forte endémie d'hépatite B, en Afrique sub-saharienne et en Asie du Sud-Est. Selon certaines estimations, un million de cas nouveaux sont

enregistrés chaque année dans le monde. Le cancer du foie serait donc le plus fréquent des cancers sur la planète, alors que dans la majorité des cas on aurait pu le prévenir par une simple vaccination contre l'hépatite B !

L'Afrique noire et l'Asie déplorent entre 20 et 150 cas par an pour 100 000 habitants. L'Europe de l'Ouest et les États-Unis, moins de 10 cas par an pour 100 000 habitants. En France, la fréquence de ce cancer se situerait entre 5 et 6 cas pour 100 000 habitants, soit 3 000 à 4 000 cas par an. (Ce total est en nette progression depuis une dizaine années, en raison de la forte augmentation du nombre de cancers consécutifs à une hépatite chronique C.) Sans doute le risque demeure-t-il bien faible, rapporté à l'ensemble de la population. Il ne l'est malheureusement pas pour ceux qui ont une cirrhose ; il l'est encore moins si la cirrhose est la conséquence d'une hépatite virale. Dans les pays occidentaux, on considère que 30 % des personnes atteintes de cirrhose post-hépatitique B ou C sont menacés par la survenue d'un cancer primitif du foie dans les dix ans. De là à savoir quel est le rôle exact de la cirrhose et du virus dans le développement du cancer, il y a un pas que la science n'a pas encore franchi.

Le risque de développer un cancer primitif du foie est environ 200 fois plus grand chez les porteurs de l'antigène HBs que dans une population témoin. C'est énorme quand on sait par exemple que le risque de développer un cancer du poumon chez un fumeur est seulement (!) dix fois plus élevé que chez un non-fumeur. Le carcinome se développant en général entre vingt et quarante ans après l'infection initiale, l'âge moyen diminue avec la précocité de l'infection par le virus de l'hépatite B ; il est de trente-cinq ans en Afrique, de cinquante ans en Asie, mais de soixante ans en France.

Le cancer et ses risques

Le diagnostic d'un cancer du foie est essentiellement établi à partir des éléments suivants :
— **La mesure du taux d'alphafœtoprotéine,** qui est à l'heure actuelle le plus spécifique des indicateurs sanguins. Dans 75 % des cas de carcinome hépatocellulaire, le taux est élevé (parfois supérieur à 1 mg/l, pour une norme de 0,02 mg). Malheureusement, quand le carcinome est petit, la fréquence de l'élévation de l'alphafœtoprotéine n'est plus que de 50 %.
— **Une échographie,** complétée le cas échéant par une scanographie. L'échographie peut être très parlante : le carcinome est en général hypoéchogène (écho faible) et contraste avec la cirrhose, le plus souvent hyperéchogène (écho important).
— **La biopsie,** de préférence échoguidée, qui permet de préciser la nature de la tumeur repérée par échographie.
Si le cancer est de petite taille, il n'y a en général pas de symptômes et l'examen clinique est normal. Si le cancer est de grande taille, il est plus souvent symptomatique, avec des douleurs de l'hypocondre droit, un amaigrissement, une asthénie marquée. Les tests hépatiques peuvent montrer une augmentation des gamma-GT et des phosphatases alcalines. Il ne s'agit pas à proprement parler d'un signe de cancer, mais cela peut révéler une cholestase due à la compression des voies biliaires intrahépatiques par la ou les tumeurs.
Bien que l'on diagnostique de plus en plus tôt les petites tumeurs, le pronostic d'un cancer du foie est très grave. Si rien n'est fait, la mort peut survenir six à douze mois après les premiers signes cliniques. En outre, le cancer peut se compliquer d'une cholestase, d'une insuffisance hépatocellulaire sévère, d'une hypertension portale ou d'une ascite. Non soigné à temps,

le cancer primitif du foie ne laisse que peu d'espoir à long terme, et les chances de survie à cinq ans ne dépassent pas 3 %.
La chimiothérapie classique est en général inefficace sur les cancers du foie, mais d'autres traitements peuvent être tentés. La chimioembolisation, qui consiste à injecter par voie artérielle une chimiothérapie dans la tumeur, associée à une embolisation qui empêchera l'irrigation de la tumeur, en est un. L'alcoolisation, qui permet la destruction d'un petit cancer par injection directe d'alcool, en est un autre. Certains cancers semblent aussi être sensibles à un traitement par des antiandrogènes. Enfin, des études sont en cours pour évaluer l'intérêt de traitements par radiothérapie locale.
En théorie, l'intervention chirurgicale appelée hépatectomie partielle, c'est-à-dire l'ablation de la partie cancéreuse du foie, apparaît cependant comme la meilleure arme. Elle est malheureusement soumise à de nombreuses conditions : il faut non seulement que la tumeur soit bien localisée et qu'il n'y ait pas d'extension cancéreuse extrahépatique, mais il faut aussi que la fonction du foie non tumoral soit normale ou peu altérée.
Ces conditions sont difficiles à réunir. D'où l'importance fondamentale d'une surveillance systématique des personnes atteintes d'une cirrhose. En réalisant une échographie tous les six mois, on peut dépister des cancers de très petite taille, et de ce fait augmenter les possibilités d'intervention localisée. Quand il est trop tard pour réaliser une hépatectomie partielle, il faut alors envisager une transplantation hépatique.
Sans doute les années qui viennent annoncent-elles de nouveaux progrès dans le traitement des cancers du foie. Il n'en demeure pas moins que la seule action vraiment efficace est la prévention des hépatites ou, quand l'hépatite est déjà déclarée, la prévention de la cirrhose par un traitement antiviral. Il est également possible que le traitement par interféron, même s'il n'aboutit pas à

un arrêt de l'évolution de l'hépatite, puisse au stade de cirrhose diminuer le risque de survenue d'un cancer du foie. Des études récentes l'ont suggéré, mais cela demande à être confirmé.

questions / réponses

La cirrhose et ses complications

114 Quelles catégories de personnes encourent le plus grand risque de cirrhose ?

Celles qui ont une hépatite chronique active avec constitution rapide d'une fibrose. Une consommation excessive d'alcool augmente considérablement le risque.

115 À partir de quels signes faut-il suspecter une cirrhose ?

Une cirrhose ne se manifeste initialement par aucun signe. Une cirrhose plus évoluée peut s'accompagner de signes cliniques d'hypertension portale (circulation veineuse collatérale, varices œsophagiennes) ou d'insuffisance hépatocellulaire (érythrose palmaire, ongles blancs, subictère). Certains signes biologiques suggèrent l'existence d'une cirrhose (hypergammaglobulinémie, élévation des transaminases ASAT supérieure à celle des ALAT, diminution des plaquettes sanguines, diminution des facteurs de coagulation).

116 Combien de temps peut-il s'écouler entre la déclaration de l'hépatite et le développement d'une cirrhose ?

En moyenne, vingt ans. Cependant, le délai est très variable, de cinq à cinquante ans. Et on peut aussi être atteint d'une hépatite chronique virale et ne jamais faire de cirrhose.

117 Une cirrhose peut-elle régresser ?

Non.

118 Combien de temps peut-on vivre avec une cirrhose ?

On peut vivre cent ans, si la cause de la cirrhose a disparu (cirrhose inactive).

119 Peut-on traiter une cirrhose ?

Le traitement de la cirrhose est le traitement de sa cause et celui de ses complications.

120 Quelles sont les principales complications possibles de la cirrhose ?

La principale complication est l'hypertension portale, laquelle peut être à l'origine d'une hémorragie digestive ou d'une ascite. L'autre risque est le développement d'un cancer du foie.

121 Qu'est-ce que l'hypertension portale ?

C'est l'augmentation de la pression sanguine dans la veine porte, qui conduit vers le foie le sang provenant des organes digestifs.

122 Qu'est-ce qu'une hémorragie digestive ?

C'est un saignement au niveau du tube digestif (œsophage, estomac ou intestin). Dans la cirrhose, l'hémorragie digestive survient le plus souvent au niveau des varices œsophagiennes, plus rarement au niveau des varices gastriques.

123 Comment soigner une hémorragie digestive ?

Le traitement est d'abord préventif (dépistage). La sclérothérapie et les bêtabloquants sont utilisés à titre préventif et curatif.

124 Peut-on prévenir les hémorragies digestives ?

Oui, en diminuant la taille des varices œsophagiennes et en diminuant la pression portale avec les bêtabloquants.

125 Comment se manifeste l'ascite ?

Par une augmentation du volume de l'abdomen, accompagnée souvent de douleurs et d'une diminution de la diurèse.

126 Quels signes peuvent laisser présager un cancer du foie ?

Au début, aucun signe. C'est pourquoi le dépistage systématique par surveillance échographique des malades atteints de cirrhose est primordial. Seule, la biopsie de la tumeur guidée sous échographie permet le diagnostic de certitude.

127 Combien de temps peut-il s'écouler entre la déclaration de l'hépatite et le développement d'un cancer ?

Pour qu'un cancer primitif du foie se développe, il faut d'abord que l'hépatite ait entraîné une cirrhose. Il faut donc de dix à cinquante ans pour que survienne un cancer du foie.

128 Un cancer primitif du foie peut-il se développer en l'absence de cirrhose ?

C'est possible, mais très exceptionnel.

129 Une fois que la cirrhose est constituée, quel est le risque de voir se développer un cancer du foie ?

En cas de cirrhose consécutive à une hépatite chronique B ou C, le risque est évalué à 3 % par an. Dix ans après la constitution de la cirrhose, il est donc de l'ordre de 30 %.

130 Combien de temps peut-on vivre avec un carcinome ?

C'est variable, de quelques mois à quelques années.

131 Peut-on soigner un cancer du foie ? À quel stade ?

On peut guérir un cancer primitif du foie diagnostiqué précocement alors qu'il est de petite taille (de 1 à 2 cm).

8 Vivre avec une hépatite chronique

Un prof, à la fac, nous avait prévenus : « Pour être journaliste, il faut avoir le permis de conduire et être en bonne santé. » Je l'avais pris pour un abruti.
Dix ans plus tard, j'avais passé le permis de conduire, mais j'avais perdu la santé ; le bel édifice professionnel que j'avais construit tremblait sur ses fondations. J'avais tout prévu, sauf un détail : je ne pouvais plus accumuler les heures de travail comme j'en avais pris l'habitude.
Circonstance aggravante, j'exerçais mon métier dans le milieu agricole. Arrivez chez un viticulteur avec votre appareil photo, votre bloc sténo et votre voiture immatriculée dans la région parisienne. Une fois dans la cave, dites-lui que, non merci, vous ne buvez pas, même pas ce petit vin pas trafiqué du tout qui ne peut faire de mal à personne. Si, après cela, vous réussissez à lui soutirer la moindre information, c'est que vous êtes plus fort que moi.
Un jour, le médecin du travail me proposa, compatissant : « Si vous voulez, je peux suggérer à votre patron qu'il vous fasse travailler à temps partiel. » Et le journal, il allait paraître à temps partiel aussi ? Je le connaissais, le patron, il n'accepterait pas une telle combine.
D'ailleurs, il commençait à en avoir assez de mes absences épisodiques. Oh, elles n'étaient pas longues,

et je m'arrangeais toujours pour ne pas disparaître quand il y avait trop de travail. Mais il n'aimait pas ça. Selon l'expression consacrée, cela perturbait la bonne marche de l'entreprise. Il ne manquait pas de me le faire sentir et savait trouver le bon prétexte pour m'appeler à la maison aussitôt que je m'y réfugiais. Quand j'évoquais mes difficultés professionnelles devant un médecin, à l'hôpital ou ailleurs, il se contentait de hausser les épaules et de me lancer un regard impuissant. J'implorais : « Mais qu'est-ce que je peux faire ?
— Rien de particulier.
— Et comment est-ce que je tiens le coup ?
— Essayez de ne pas trop vous fatiguer. »

Le poids de l'hépatite chronique

Une hépatite chronique n'est pas seulement longue, elle peut être remarquable de lenteur. Le virus, qui veut voyager loin, a appris à ménager sa monture. Ce n'est pas pour quelques semaines qu'il faut apprendre à le supporter, mais pour des années, si ce n'est à vie. Mais dans le même temps, les menaces à court terme sont rares ; elles n'apparaissent guère qu'au stade de cirrhose décompensée.

La plupart du temps, nous oublions l'hépatite. Le mépris est notre première défense. Mais parfois, un petit quelque chose se brise. Une mauvaise nouvelle à la dernière prise de sang, une consultation déprimante ou l'envie de prolonger l'apéro avec les copains, et voilà que la frustration nous gagne. C'était si facile, avant. Cela semble si compliqué, maintenant. Sans raison apparente, le moindre effort devient tout à coup insurmontable.

La frustration peut se doubler d'un sentiment d'insécurité. Ces jours où le virus pèse lourd sur le cœur, la perspective des lendemains se trouble. L'angoisse s'alimente du sentiment d'avoir toujours tiré le mauvais numéro. Le virus, on peut passer à côté ou pas : *comme par hasard,* c'est moi qu'il a choisi. L'hépatite aurait pu être aiguë ; elle est devenue chronique. Active de surcroît. Et si une cirrhose est déjà là, pourquoi le cancer ne suivrait-il pas ? C'est dans la logique des choses…
Derrière le fatalisme, le sentiment de culpabilité n'est pas loin. Si je n'avais pas roulé si vite ce jour-là, je n'aurais jamais eu cet accident, je n'aurais pas subi de transfusion… Si je n'avais pas un peu trop bu, il ne se serait rien passé entre nous, je n'aurais pas couché avec ce salaud qui ne m'a rien dit de sa maladie… Si je n'avais pas accepté, juste pour voir, ce « shoot » d'héroïne, je n'en serais pas là… Avec des si, on supprimerait l'hépatite de la surface du globe.
L'anxiété, nous expliquent les psychologues, ne peut pas rester flottante. Elle doit s'arrimer, soit à l'extérieur, parfois sous une forme agressive, soit à l'intérieur, parfois sous une forme dépressive. On peut aussi la camoufler en conduites d'échec, en faisant tout pour ne pas entreprendre ce que nous avons à faire, de peur d'échouer.
Pour les uns, l'hépatite chronique n'est vécue que comme un accident de parcours. Ils font comme si elle n'existait pas et se gardent bien d'écouter les médecins et leurs pronostics alarmants. Pour d'autres au contraire, elle est le drame qui a changé leur vie. Ils s'y réfugient avec une certaine satisfaction et jouissent en se lamentant de ce que Freud appelait le *Krankheitsgewinn* (littéralement : le bénéfice de la maladie) : un conjoint aux petits soins, des collègues plus indulgents… Parfois même, ils en veulent à ces médecins qui voudraient les guérir et les tirer de leur cocon affectif.

Le foie, bouc émissaire

« La maladie, nous dit Maurice Porot dans *Psychologie des maladies*, engage l'homme tout entier, et non pas seulement une fonction ou un organe. Elle ne se joue pas seulement sur le terrain biologique : elle est toujours une réaction existentielle. » La formule, qui s'applique à toutes les maladies, peut se vérifier tous les jours avec les maladies hépatiques, chargées d'un poids symbolique particulier.
Pour mesurer l'importance du foie dans notre inconscient, il suffit d'écouter les hommes parler. En anglais, foie se dit *liver* ; en allemand, *Leber*. Jusque dans le langage, il est un organe symbolisant la *vie* et son altération n'en est que plus mortifère.
Depuis l'Antiquité, la bile est considérée comme un signe extérieur de nos états d'âme. Aujourd'hui encore, on se fait de la bile, on épanche sa bile. On est de mauvaise humeur, la bile et l'atrabile (la bile noire, la « mauvaise » bile) étant deux des quatre humeurs fondamentales de la médecine de nos grands-pères. Le foie et le comportement humain sont si intimement liés que le vieux français n'avait qu'un seul mot, la chole, pour désigner la bile et la colère. Être mélancolique, c'était avoir la bile (*chole*) noire (*mélan*).
Inutile d'insister. La puissance symbolique du foie est telle qu'elle nous autorise à rendre l'hépatite responsable de tous nos maux : la fatigue, l'échec professionnel, les déboires conjugaux… Est-ce parce que nous sommes conditionnés à un point tel que nous ressentons un lien physique là où il n'est que culturel ? Ou est-ce parce que l'altération de la machinerie hépatique fragilise réellement notre conscience ? Peu importe, après tout. D'une manière ou d'une autre, si notre foie est attaqué, c'est nous qui risquons de chanceler.

Simplement, n'en rajoutons pas, et gardons nous de franchir cette limite imprécise qui sépare l'affection du foie de l'affection du soi.

L'hépatite chronique au quotidien

Avec une hépatite chronique, tout peut arriver, mais le pire n'est jamais sûr. L'enjeu est là : il faut gérer l'incertitude, vivre bien mais ne pas prendre de risques inutiles, comprendre ses faiblesses pour les maîtriser. Si nous ne pouvons pas lutter contre le destin, il n'est pas interdit de chercher à l'influencer.
L'hépatite n'est pas handicapante comme d'autres maladies, si ce n'est dans les cas d'insuffisance hépatocellulaire grave, de cirrhose décompensée ou de cancer. Simplement, la fatigue entraîne des difficultés personnelles ou professionnelles, elles-mêmes causes de soucis. Ces soucis que nous rapportons à la maison peuvent engendrer un manque de disponibilité, à l'origine de difficultés familiales, contribuant à accroître les soucis. Le cercle vicieux est bien connu : on dort mal et la fatigue augmente ; fatigué, on travaille encore moins bien et les difficultés professionnelles s'accentuent, on est moins attentif aux autres et les difficultés relationnelles s'exacerbent.
Que faire ? Hépatite ou pas, les réponses sont à peu près toujours les mêmes. On peut aimer le ginseng ou la thalassothérapie, la gelée royale ou les cures de remise en forme, ils ne changeront pas le fond du problème. Pour lutter contre la fatigue, il faut dormir, équilibrer son alimentation, boire de l'eau plutôt qu'un petit whisky pour se redonner des forces, pratiquer des exercices physiques modérés, mais réguliers, avoir des occupations motivantes… Le reste n'est que littérature.

— L'activité physique

Autant le repos peut être justifié en cas d'hépatite aiguë, autant l'hépatite chronique ne doit pas favoriser l'indolence. Plus qu'un autre, un sujet atteint d'hépatite chronique peut tirer bénéfice de l'exercice physique. Au cours de l'effort, le débit du sang s'accélère dans le foie, ce qui permet à ce dernier de répondre à l'augmentation des besoins énergétiques de notre organisme. Si les activités trop intenses sont à éviter, un exercice modéré représente une excellente « gymnastique » pour le foie et aucun sport n'est contre-indiqué par l'hépatite chronique.

En outre, l'exercice physique favorise la production de cholestérol HDL et l'élimination des surplus de cholestérol LDL. La marche à pied ou la bicyclette sont ainsi plus utiles que nombre de médicaments prescrits contre le cholestérol.

— Les voyages

S'il fallait définir une règle, elle pourrait être la suivante : tout est permis, dans la limite des capacités physiques de chacun. Une vigilance particulière est cependant recommandée à l'égard de tout ce qui pourrait causer une agression supplémentaire contre le foie, qu'il s'agisse d'un virus ou d'un parasite.

Les conséquences d'une surinfection pouvant être très graves, les recommandations préventives revêtent une importance particulière. Plus que tout, un voyageur atteint d'une hépatite chronique doit faire attention aux eaux sales, aux aliments mal lavés ou mal cuits. Et bien entendu, il lui est vivement conseillé de se vacciner contre les hépatites A et B, s'il n'a pas déjà rencontré ces virus.

— La sexualité

Au XVIIe siècle, le médecin Jean d'Aubry assurait que « l'appétit d'union est situé dans le foy qui est la cause matérielle de

Hépatite et grossesse

Certaines affections hépatiques sont typiques de la grossesse. C'est le cas du prurit de la femme enceinte, une maladie bénigne et rare en France qui se déclare par une cholestase au cours du dernier trimestre de la grossesse.

Il peut aussi arriver qu'une femme soit atteinte d'une hépatite virale en cours de grossesse, mais seule l'hépatite E est connue pour entraîner des risques particuliers chez la femme enceinte (voir chapitre 3). En règle générale, les risques sont également limités pour le fœtus, puisque le virus ne traverse que rarement la barrière placentaire. Il n'y a donc ni risque de malformation, ni risque particulier d'une naissance prématurée. C'est à la naissance que le risque de transmission à l'enfant est important (voir chapitre 4).

Les hépatites chroniques ne sont pas aggravées par la grossesse (la plupart des femmes atteintes d'hépatite chronique C

l'amour ». Deux éléments pourraient confirmer cette croyance ancienne. Le premier, c'est que le foie règle en partie le taux des hormones sexuelles dans le sang. (À l'inverse, les pilules œstrogènes modifient le fonctionnement du foie. Mais contrairement à ce que l'on entend parfois, la prescription de contraceptifs oraux, autrement dit de la pilule, n'est pas contre-indiquée pour autant en cas d'hépatite chronique.) Le second, c'est que l'insuffisance hépatocellulaire peut entraîner des troubles sexuels allant jusqu'à l'impuissance ou la stérilité.

Au stade de cirrhose avec insuffisance hépatocellulaire, on observe parfois chez l'homme une hypertrophie des seins, une diminution de volume des testicules ou une perte de poils pubiens. Chez la femme, il arrive que les règles cessent.

Ne nous méprenons pourtant pas. Dans la plupart des cas, le véritable danger ne réside pas dans les dérèglements hormonaux voient même leurs transaminases se normaliser au cours de la grossesse), mais celle-ci interdit tout traitement antiviral. À un stade avancé de la maladie, notamment de cirrhose, les grossesses sont rares mais possibles. Un avortement ou un accouchement prématuré sont possibles, mais le risque principal est celui de l'hémorragie digestive, qu'il faut tenter de prévenir avant même le début de la grossesse.

Il faut enfin évoquer le problème des couples qui ont recours à la fécondation *in vitro*. Les tests des virus des hépatites B et C sont systématiquement pratiqués chez les deux parents. Si une hépatite B est décelée, une vaccination peut être pratiquée. En revanche, la présence du virus de l'hépatite C chez l'un des deux parents est désormais considérée comme une contre-indication à la fécondation *in vitro*. Compte tenu du faible risque de transmission à l'enfant, cette contre-indication peut paraître excessive. Mais elle est, hélas, imposée par les textes en vigueur.

affectant la libido. De tels dérèglements, tardifs, n'apparaissent qu'au stade de cirrhose décompensée. Le premier risque sexuel de l'hépatite, c'est celui de la transmission du virus au partenaire (voir chapitre 4).

Les problèmes professionnels

Les principales difficultés professionnelles se rencontrent soit dans la phase initiale de la maladie, si elle est symptomatique, soit au contraire à un stade avancé de cirrhose. Cela dit, l'asthénie qui accompagne la plupart des hépatites chroniques peut, à des degrés divers, entraver un parcours professionnel et être à l'origine d'arrêts de travail. Selon que l'hépatite est reconnue comme maladie professionnelle ou ne l'est pas, la situation sera totalement différente.

— Maladie professionnelle

En cas de maladie professionnelle certifiée par un médecin, l'arrêt de travail est assorti des mêmes garanties qu'un accident du travail. Le contrat n'est pas rompu, il est suspendu pendant toute la durée de l'arrêt de travail, voire pendant le temps consacré à un éventuel stage de réadaptation.

Le licenciement est interdit pendant la suspension du contrat, sauf faute grave ou élément extérieur à la maladie, et l'arrêt de travail compte pour le calcul de l'ancienneté.

Si le malade est déclaré inapte par le médecin du travail, l'employeur doit lui proposer un autre emploi approprié à ses capacités. En cas d'impossibilité, ou si le salarié refuse son reclassement, une procédure de licenciement peut être entreprise. Dans ce cas, l'employé a droit à une indemnité spéciale de licenciement égale au moins au double de l'indemnité légale normale.

Le salarié atteint d'une maladie professionnelle bénéficie de prestations en nature, comme la gratuité des soins et des médicaments ou le remboursement des frais par la Sécurité sociale. Il a droit aussi à des prestations en espèces, dans le cadre d'une incapacité temporaire (avec des indemnités journalières dès le premier jour qui suit l'arrêt de travail, assurant 50 % du salaire le premier mois, 66 % après) ou permanente. Une possibilité de reprise du travail à temps partiel peut lui être proposée.

Sachez enfin qu'en aucun cas le certificat de guérison ne supprime vos droits, car il est admis qu'une guérison peut n'être qu'apparente.

Dans les professions médicales, la reconnaissance du caractère professionnel de l'hépatite est automatique, à quelques subtilités près (voir encadré). Pour les professions qui ne reconnaissent pas l'hépatite comme maladie professionnelle, le malade doit apporter une triple preuve : celle d'une faute engageant la responsabilité de l'employeur ; celle d'un préjudice subi par la victime ; celle d'un lien de causalité entre la faute et le préjudice. En principe, une hépatite consécutive à une transfusion après un accident sur un chantier n'est donc reconnue comme maladie professionnelle que si la victime peut démontrer une responsabilité de son employeur dans l'accident.

— Hépatites non professionnelles

En dehors du personnel médical, l'hépatite n'a la plupart du temps aucune origine professionnelle. Tout dépend alors de la durée de l'arrêt de travail.

La jurisprudence admet qu'une maladie de brève durée provoque la simple suspension du contrat de travail. Sous réserve que le salarié ait informé son employeur et lui ait fourni le certificat médical requis, il ne peut donc être licencié. Toute la difficulté est de définir ce que signifie « une maladie de brève durée ». Parfois, la convention collective répond à la question en prévoyant une période minimale de suspension obligatoire.

Mais en cas d'absence prolongée préjudiciable à l'entreprise, la maladie est un motif réel et sérieux de licenciement. À partir de quand une absence est-elle à la fois prolongée et préjudiciable à l'entreprise ? C'est une autre affaire… La plupart des arrêts repérés dans la jurisprudence constatent une absence de plusieurs mois et le facteur décisif est bien souvent la nécessité de remplacer le salarié absent.

La jurisprudence admet par ailleurs qu'une telle rupture n'est pas imputable à l'employeur. Celui-ci n'est donc pas tenu de verser l'indemnité légale (il ne lui est pas non plus interdit de le faire !), mais il doit respecter la procédure habituelle de licenciement.

Reconnaissance de la maladie professionnelle

« La maladie professionnelle, nous dit le *Précis de Médecine du travail*, est due au travail et se développe dans les conditions habituelles de ce dernier. » Dans les professions médicales, il y a « présomption d'origine » pour l'hépatite virale, ce qui signifie que le malade n'a pas à prouver qu'il a été contaminé au travail.

Cette présomption d'origine ne concerne toutefois que les personnes dont le travail comporte « le prélèvement, la manipulation, le conditionnement ou l'emploi de sang humain et de ses dérivés », ou celles qui sont « en contact avec le matériel ou le linge utilisés dans les services » où sont effectués de tels travaux.

Le diagnostic doit être confirmé par un sérodiagnostic « à un taux considéré comme significatif par l'Organisation mondiale de la santé ». Dans la pratique, une élévation anormale des transaminases suffit.

Théoriquement, la déclaration de maladie professionnelle doit être faite à la caisse de sécurité sociale dans les 15 jours suivant la cessation de travail, mais ce délai ne peut être opposé au malade lorsque la maladie n'a pu être immédiatement diagnostiquée (si par exemple les marqueurs viraux étaient négatifs).

Le certificat doit être précis et préciser la durée probable de l'incapacité temporaire. En cas de chronicité, il faut ensuite fournir un « certificat de consolidation ».

Dans les mêmes conditions que les hépatites virales, les hépatites toxiques (que peuvent provoquer par exemple le chloroforme, les dérivés de l'éthane ou le phosphore) sont reconnues comme des maladies professionnelles du personnel de santé.

Les problèmes sociaux

— Couverture sociale

En France, les hépatites chroniques actives figurent depuis le 1er octobre 1994 parmi les affections de longue durée nécessitant un traitement prolongé. Toute personne souffrant d'une hépatite chronique active bénéficie donc d'une prise en charge à 100 %, si elle est affiliée à la Sécurité sociale (qu'elle soit salariée, bénéficiaire d'indemnités chômage ou du revenu minimum d'insertion, affiliée en son nom ou « ayant droit »). Tous les soins et médicaments en rapport avec l'hépatite chronique lui seront intégralement remboursés. En revanche, hormis dans les cas de cirrhose décompensée, il est exceptionnel que l'hépatite chronique puisse ouvrir le bénéfice du régime d'invalidité ou de l'allocation pour adulte handicapé (AAH).

— Représentation des malades

Au-delà de la question de la couverture sociale, d'autres problèmes administratifs peuvent être posés par l'hépatite chronique. Il n'est pas rare, par exemple, que des personnes se voient refuser un contrat de prévoyance ou une assurance en cas de souscription d'un prêt immobilier, au motif qu'elles ont une hépatite chronique. Cette pratique, probablement dictée par une méconnaissance des risques réels de l'hépatite, pourrait sans doute cesser si les malades plaidaient leur cause collectivement. Une fois encore, le sida constitue un précédent remarquable : sans la pression des associations de malades, les assureurs auraient-ils accepté de signer un « code de bonne conduite » vis-à-vis des personnes séropositives ?

À l'heure où ces lignes sont écrites, des tentatives méritoires d'organisation des porteurs chroniques de virus d'hépatite ont lieu ici et là, mais peinent parfois à se concrétiser ou à prendre une dimension nationale. Au-delà de la stricte défense juridique des personnes contaminées par transfusion, où des associations sont actives, ou de l'appui spécifique à telle ou telle catégorie de personnes (transplantés, hémophiles, toxicomanes…), le champ reste ouvert à des structures plus généralistes visant à soutenir, informer et défendre les malades et leur entourage dans la vie quotidienne, ainsi qu'à les représenter auprès des instances médicales et politiques. C'est dans cet esprit qu'a été créée, fin 1996, l'association SOS Hépatites, dont l'ambition est justement de promouvoir la solidarité, l'information et la défense des porteurs de virus d'hépatites et de leur entourage (BP 88, 52103 Saint-Dizier Cedex). Un service d'écoute téléphonique est assuré au 03 25 06 12 12, et l'association commence à ouvrir des permanences dans plusieurs villes de France.

L'indemnisation des victimes de transfusion

D'un point de vue juridique, il reste enfin le délicat problème de l'indemnisation des victimes de transfusion et des personnes contaminées à l'occasion d'un acte médical. La jurisprudence à propos du sida reconnaît la responsabilité des centres de transfusion quant aux conséquences de la fourniture de sang nocif. Une telle responsabilité « objective » peut aussi être reconnue pour l'hépatite C, même s'il n'y a pas eu de faute du centre de transfusion. Encore faut-il que le juge soit convaincu que la personne a bien été contaminée à l'occasion d'une transfusion, et donc que la réalité de la transfusion ait été prouvée. Ensuite, dans le cas où l'enquête transfusionnelle a permis de retrouver l'ensemble des donneurs prélevés en vue de la transfusion incriminée, il faut que l'un de ces donneurs soit lui-même porteur du virus. Enfin, une enquête peut être menée afin de déterminer si d'autres causes de contamination sont plus probables que la transfusion, comme la toxicomanie par exemple.

Une fois ces préalables remplis, la partie n'est pas gagnée pour autant. Il n'existe pas, comme pour le sida, de « préjudice spécifique de contamination » par le virus de l'hépatite C. Autrement dit, le fait d'avoir été contaminé n'est pas considéré comme suffisant pour motiver une indemnisation : il faut prouver qu'un préjudice a été subi. Celui-ci peut être économique (frais médicaux, perte de revenus), physique (souffrances endurées lors de la phase aiguë de l'hépatite, fatigue provoquée par l'hépatite chronique), moral (souffrance psychologique, anxiété, voire « cancérophobie »), et même esthétique.

L'évaluation du préjudice moral dépend des situations mais aussi, semble-t-il, des juges. Un arrêt de la Cour de Cassation, rendu en juillet 1996, a fixé à 50 000 francs la compensation de « l'anxiété résultant de la nécessité de se soumettre à une surveillance stricte et régulière ». Certains juristes ont vu dans cet arrêt la définition d'une sorte de « minimum » de référence.

L'indemnité accordée aux personnes contaminées par le virus de l'hépatite C à l'issue d'une transfusion peut cependant être beaucoup plus importante et atteindre 500 000, voire 800 000 francs. Mais chaque procédure est longue et d'autant plus incertaine qu'il appartient au patient d'apporter la preuve qu'il a reçu du sang contaminé. De plus, on n'en ressort pas toujours indemne, après avoir été ballotté d'expertise en contre-expertise, parfois même confronté aux soupçons de simulation ou de troubles mentaux indépendants de l'hépatite.

Des associations et des avocats indépendants se sont spécialisés dans la défense des victimes de contamination transfusionnelle, moyennant souvent un pourcentage de l'indemnité obtenue.

Mais chaque demande d'indemnisation demeure une lourde affaire, et il faut reconnaître que, parmi les personnes contaminées, seules les plus combatives (d'une certaine manière, celles qui ont les moyens de l'être) y trouvent leur compte. La jurisprudence progressant, il sera peut-être plus facile de faire valoir ses droits dans les mois ou les années qui viennent. Mais la question de la création d'une commission d'indemnisation des personnes victimes d'hépatite post-transfusionnelle reste posée, afin d'harmoniser des jugements trop souvent divergents et… de désengorger les tribunaux. Ce projet souvent évoqué traîne depuis de longues années, mais un petit pas a été franchi à la fin de l'année 1997, lorsque le secrétaire d'État à la Santé a officiellement annoncé qu'il fallait « réfléchir à la création d'un fonds spécifique » pour l'indemnisation de l'hépatite C post-transfusionnelle.

questions / réponses

Vivre avec une hépatite chronique

132 Comment combattre la fatigue ?

Il n'y a aucun traitement spécifique de la fatigue. Le traitement est celui de la cause : l'hépatite.

133 Puis-je voyager dans tous les pays ?

Oui, en respectant les règles habituelles d'hygiène et de prévention.

134 Puis-je pratiquer tous les sports ?

Oui. En un mot, vous devez mener une vie normale.

135 Une hépatite chronique peut-elle modifier le comportement sexuel ? Rendre impuissant ? Stérile ?

En principe, non. Sauf au stade de cirrhose avec insuffisance hépatocellulaire importante.

136 L'hépatite chronique fait-elle courir des risques particuliers en cas de grossesse ?

Non, l'hépatite chronique n'empêche pas le déroulement normal de la grossesse. (Au stade de cirrhose, elle peut cependant augmenter le risque d'hémorragie digestive.) Elle n'est pas non plus aggravée par la grossesse. Dans certains cas d'hépatite chronique C, c'est même le contraire ! Mais tout traitement antiviral est contre-indiqué chez la femme enceinte.

137 L'hépatite chronique a-t-elle une incidence sur le teint ? Sur la peau ? Sur les cheveux ? Sur le vieillissement de l'organisme ?

Non, au stade d'hépatite chronique sans cirrhose. Oui, au stade d'hépatite chronique avec cirrhose et insuffisance hépatocellulaire.

138 Dois-je signaler ma maladie à mon employeur ? Au médecin du travail ?

En ce qui concerne votre employeur, ce n'est pas obligatoire. En ce qui concerne le médecin du travail, vous n'avez aucune raison de lui cacher votre situation : il pourra vous être d'un grand secours si vous devez envisager une reconversion professionnelle. En outre, il est astreint au secret professionnel et ne donne à l'employeur que des avis et des conseils, sans indication des raisons médicales qui les motivent. Votre dossier médical est inviolable et ne peut être transmis à un autre service de médecine du travail ou à un autre médecin sans votre accord écrit.

139 Dois-je signaler ma maladie à mon assureur ?

S'il vous le demande, notamment lors de la signature d'un contrat d'assurance-vie. Selon le code des assurances, une fausse déclaration intentionnelle peut en effet entraîner la nullité du contrat. Mais rien n'oblige l'assureur à faire figurer la maladie parmi les exclusions à la garantie du risque invalidité. Si la maladie se déclare après la signature du contrat, vous n'avez rien à faire.

140 Dans quels cas l'hépatite chronique peut-elle être considérée comme une maladie professionnelle ?

Lorsqu'elle est due à un virus et que l'exercice de votre profession nécessite un contact avec le sang ou les malades.

141 Puis-je refuser une mission (ou un travail, si je suis demandeur d'emploi) qui me semble incompatible avec ma maladie ?

Vous aurez besoin d'un certificat médical attestant que votre état de santé est incompatible avec le travail en question.

142 Peut-on licencier quelqu'un à cause d'une hépatite chronique ?

Vous ne pouvez pas être licencié si l'hépatite est reconnue comme maladie professionnelle et si le médecin du travail vous déclare apte à exercer votre profession. (S'il vous déclare inapte, un reclassement doit vous être proposé.) Vous pouvez être licencié s'il ne s'agit pas d'une maladie professionnelle et si votre employeur réussit à faire valoir que votre absence prolongée est préjudiciable à l'entreprise.

Il faut par ailleurs rappeler que les malades atteints d'hépatite chronique virale ne sont pas contagieux pour leur entourage professionnel. Aucune mesure professionnelle à votre encontre ne peut donc s'appuyer sur cet argument.

9 Préserver son foie

J'étais pris dans un engrenage. Le travail, la fatigue, l'énervement, les absences épisodiques et le courrier accumulé sur le bureau à chaque retour : rien n'allait plus.
Autour de moi, chacun me livrait son petit conseil, sa bonne adresse de guérisseur, de médecin chinois ou de magnétiseur. Moi, j'étais trop légaliste pour entendre. Si le professeur disait qu'il n'y avait rien à faire, c'est qu'il n'y avait rien à faire. Il m'a fallu longtemps pour comprendre ce que personne ne m'avait expliqué, parce que cela paraissait évident : un médecin hospitalier, tout professeur soit-il, ne peut ni ne doit jouer le rôle du médecin de famille. Ni même celui du gastro-entérologue de ville.
Depuis des mois, un ami me serinait : « Va chez le docteur X. Il m'a sauvé la vie. »
J'avais déjà usé trois ou quatre médecins depuis le début de ma maladie, et tous m'avaient prescrit le même remède : la patience. Non délivrable en pharmacie. Que ferait-il de mieux pour moi, ce médecin qui lui avait sauvé la vie ?
Je suis quand même allé le voir. Puisqu'il n'y avait rien à faire contre l'hépatite, m'a-t-il laissé entendre, on allait s'occuper de tout le reste, tout remettre à

neuf, des orteils aux cheveux, et faciliter le travail du foie en lui évitant les travaux inutiles.
« Il faut faire la paix avec votre organisme », m'avait-il dit. J'ai fait la paix, du moins ai-je essayé. Et sans doute le plus efficace dans son traitement a-t-il été de me donner enfin l'occasion de combattre le laisser-aller qui me gagnait. Manger, dormir à heures régulières, pratiquer le sport, éviter les rhumes : je ne subissais plus la maladie ; j'agissais, afin de l'encercler petit à petit.
De mois en mois, le baromètre moral a fini par remonter. Au bout de deux ans, j'avais assez de force pour quitter le journal. Ce n'était pas une défaite. C'était au contraire une grande victoire personnelle, puisque j'avais enfin trouvé l'énergie de dire : « Ce job n'est plus pour moi. Je ne m'y accrocherai pas. Je vais faire autre chose. »
Un certificat médical attestant que mon état de santé et mon emploi étaient incompatibles a suffi. Officiellement, il était censé convaincre l'Assedic que je lâchais mon travail contraint et forcé. Il a surtout servi à me prouver qu'un médecin me soutenait dans la vie quotidienne.

Les régimes inutiles

Nos parents le tenaient de leurs parents, nous ne manquerons pas de le transmettre à nos enfants : certains aliments seraient nocifs pour le foie. La liste des produits incriminés peut varier d'une famille à l'autre, mais elle comprend toujours en bonne place les œufs, le chocolat, les graisses ou le café au lait.

Puisqu'ils sont nocifs pour le foie, il faut les éviter quand on a une hépatite. CQFD. À partir de là, nous construisons un savant système d'interdits alimentaires qui s'enrichit de jour en jour, à la lecture d'une revue spécialisée ou à la suite d'une conversation avec la voisine. Bons princes, nous nous accordons quand même quelques dérogations et, pour les justifier, nous réussissons toujours à dénicher un article vantant les bienfaits du fromage ou du chocolat.
Au bout du compte, il y a ce qui est interdit, ce qui est toléré, ce qui ne peut pas faire de mal et ce qui fait du bien. Au pinacle, le beurre allégé, le fromage maigre et les yaourts au bifidus. Aux oubliettes, les déjeuners à la cantine et, pire encore, le dîner chez la belle-mère qui fait toujours une cuisine trop lourde. Nous sommes satisfaits, puisque nous faisons attention à notre foie.
L'alibi alimentaire est parfois commode, rarement justifié. Hépatite ou pas, les vraies intolérances alimentaires sont rares. Quant aux régimes, ils sont le plus souvent inutiles, voire dangereux. La suppression de telle ou telle catégorie d'aliments peut rompre un équilibre alimentaire que le foie malade préserve avec difficulté. Des troubles digestifs, une fatigue accrue, voire des carences graves peuvent en résulter.
Que l'activité de l'hépatite chronique soit minime ou forte, la règle générale est de ne prescrire aucun régime. La seule interdiction concerne l'alcool, dont la toxicité vis-à-vis du foie est augmentée en cas d'hépatite. Un véritable régime n'est finalement justifié qu'en cas de cholestase ou d'insuffisance hépatocellulaire importantes.
La cholestase se traduit par une malabsorption des graisses et des vitamines liposolubles (A, D, E, K). Il faut donc veiller à fournir un apport calorique suffisant, en insistant éventuellement sur les triglycérides à chaîne moyenne. Une supplémentation

vitaminique peut être envisagée, non pas dans l'alimentation (cela ne servirait à rien), mais par voie parentérale.
L'insuffisance hépatocellulaire peut, si elle est sévère, se traduire par un défaut d'assimilation des protéines et provoquer certains phénomènes toxiques. Au stade d'encéphalopathie, cela justifie une diminution importante de la ration de protéines (moins de 20 grammes par jour). Cependant, au stade d'insuffisance hépatocellulaire modérée, un apport protéique suffisant est nécessaire. La ration sodée, elle, ne doit être réduite qu'en cas d'ascite.
Faut-il le préciser ? De tels régimes ne doivent être décidés qu'avec un médecin. Mais en dehors de ces cas précis, c'est à vous de juger ce qu'il convient de faire. Si le régime consiste à multiplier les interdits, à peser la moindre portion de beurre, il ne servira à rien contre l'hépatite. S'il consiste à se nourrir intelligemment, sans excès mais sans privations, il peut aider le foie à remplir sa fonction malgré ses éventuelles défaillances.

Manger intelligemment

Lorsque le foie est malade, la capacité d'assimilation des aliments peut être affectée. Encore faut-il bien distinguer les deux cas de figure possible : au stade d'hépatite chronique sans cirrhose, vous pouvez vous considérer comme un sujet « normal » ; au stade d'hépatite chronique avec cirrhose et insuffisance hépatocellulaire, les troubles du métabolisme sont proportionnels à la sévérité de l'insuffisance hépatocellulaire.
Rappelons-nous les fonctions du foie. Tous les nutriments passent par lui. Ils sont dégradés, leur énergie potentielle est libérée ou stockée ; elle servira à la synthèse de molécules nouvelles et au renouvellement des tissus de l'organisme. Tant que la majorité

des hépatocytes fonctionnent bien, le métabolisme continue à se faire. L'usine hépatique a peut être quelques machines-outils en panne, mais sa capacité est telle que la production globale n'est pas compromise. Tout se passe bien, sauf si vous décidez de faire tourner l'usine à plein régime avant que les machines ne soient réparées.
Le bon sens invite à laisser le foie faire son travail, à lui assurer un approvisionnement régulier en nutriments sans le charger inutilement, à lui préserver des périodes de repos pour éviter les surchauffes. Manger à heures fixes, avoir une alimentation variée et équilibrée, sont beaucoup plus utiles pour le foie que de réduire la consommation de graisses. La plupart du temps, ce ne sont pas les aliments que nous supportons pas, c'est la façon dont nous les mangeons.

— Les graisses

Les acides gras provenant de la digestion des graisses sont captés par le foie. En fonction des besoins, celui-ci les stocke, les détruit ou les associe à des protéines spécifiques, les lipoprotéines, qui les transportent dans le sang. Normalement, les graisses sont ensuite éliminées dans la bile que sécrètent les hépatocytes. Mais quand la production de bile est déficiente, l'évacuation se fait mal. C'est la raison pour laquelle il faut éviter les surcharges en graisses en cas de chlolestase.
Le reste du temps, un régime pauvre en graisses n'est pas justifié. Tout au plus peut-on veiller à substituer aux fritures les cuissons à l'eau ou à la vapeur, et à privilégier les huiles insaturées (tournesol, noix, soja, olive) par rapport aux graisses animales. Les acides gras insaturés contribuent en effet à régulariser le « bon » cholestérol HDL et éliminer le « mauvais » cholestérol LDL.

— Les sucres

Indispensable au fonctionnement des cellules nerveuses, le glucose provient de la digestion des différents sucres, qu'il s'agisse du sucre proprement dit ou des céréales. Une grande partie de ce glucose est stockée par le foie sous forme de glycogène, afin de constituer une réserve d'énergie ; une autre partie est utilisée pour la synthèse des triglycérides, c'est-à-dire des graisses.

Lorsque l'alimentation est trop riche en sucres, ou lorsque les hépatocytes fonctionnent mal, certaines de ces graisses peuvent rester dans le foie et provoquer une stéatose. À l'autre extrême, une alimentation trop pauvre ou un défaut d'assimilation des sucres peuvent provoquer une hypoglycémie qui, lorsqu'elle est importante (moins de la moitié de la valeur normale), peut être à l'origine d'accidents neurologiques importants.

C'est au foie qu'il revient de maintenir un taux de glycémie régulier tout au long de la journée, y compris lorsque l'on est à jeun. Pour y parvenir, il puise dans ses réserves de glycogène, mais il peut aussi fabriquer du glucose à partir des protides ingérées.

Chez les personnes atteintes d'hépatite chronique au stade de cirrhose, il arrive que la glycémie augmente de façon excessive après les repas, preuve que le glucose est mal stocké. Cela ne justifie pas un régime pauvre en sucre. En revanche, il n'est pas interdit d'aider le foie à remplir sa fonction de régulation en substituant les sucres « lents » (céréales) au sucres « rapides » (sucre, pâtisseries).

— Les protéines

Les protéines se trouvent dans la viande, le poisson, les laitages, mais aussi dans les céréales et certains autres végétaux. Indispensables à la croissance et au renouvellement des tissus, elles sont transformées en acides aminés que le foie utilise pour synthétiser certaines molécules complexes (par exemple,

l'albumine et les facteurs de coagulation). L'ammoniaque issu de la dégradation des acides aminés est ensuite transformé en urée. L'hépatite chronique au stade de cirrhose peut perturber le métabolisme et être à l'origine d'une mauvaise assimilation des protides ou d'un défaut d'élimination de l'ammoniaque. Quand les défaillances sont importantes, elles peuvent justifier une diminution des apports en protéines. Mais le plus souvent, on peut se contenter d'assurer un approvisionnement suffisant (5 grammes de protéines par kilo et par jour, soit 300 grammes pour une personne de 60 kg) tout en évitant les surcharges.
Il est préférable également de répartir l'apport protéique au cours de la journée, afin de faciliter le travail de stockage du foie. Plutôt que de ne rien manger au petit déjeuner, d'avaler une gigantesque entrecôte à midi et une simple soupe le soir, il est plus logique de manger un peu de protéines à chaque repas, petit déjeuner compris.

— Les oligo-éléments

En marge de ces principes alimentaires de base, on peut mentionner le rôle des oligo-éléments, ces minéraux indispensables à l'organisme que l'on trouve naturellement dans la nourriture. Parmi eux, le chrome joue un rôle dans le métabolisme des graisses et dans le maintien d'un taux normal de sucre dans le sang.
Il est possible que l'hépatite chronique au stade de cirrhose accentue certaines carences en oligo-éléments. Ainsi, une diminution du taux de zinc est parfois observée en cas d'insuffisance hépatocellulaire, qui selon certains auteurs pourrait expliquer l'apparition de troubles de la vision nocturne, du goût ou de l'odorat.

Aliments et plantes réputés bénéfiques

La plupart des aliments réputés bénéfiques pour le foie sont des cholérétiques qui stimulent la production de bile. Mais certains, comme la rhubarbe, se contentent d'accélérer l'évacuation de la bile sans influer sur sa production.

L'étude des manuels de phytothérapie permet de dresser une liste de plantes réputées efficaces dans le cas d'insuffisance hépatique.

— **Le radis noir** agirait sur le foie, la vésicule biliaire, les digestions difficiles.

— **Les feuilles d'artichaut** contiennent de la cynarine, considérée comme un « tonique amer » pouvant avoir une action bénéfique sur le foie.

— **Le romarin** est aussi présenté comme un tonique du foie.

— **Le chardon marie,** qui contient de la silymarine, exercerait une action sur les cellules du foie et aiderait à combattre les substances hépatotoxiques (alcool, poisons d'origine alimentaire).

— **La fumeterre,** ou « herbe à jaunisse », aurait un effet favorable non seulement sur les calculs biliaires, mais sur l'ensemble des signes associés aux dysfonctionnements hépatiques (fatigue, manque d'appétit, migraine).

Sont également cités la carotte, le céleri branche, le pissenlit, le gingembre ou le citron... Certains de ces produits étaient largement utilisés au début du siècle. À défaut d'être toujours efficaces (surtout si la fonction biliaire n'est pas affectée), ils font néanmoins partie d'un folklore alimentaire dont il faut avouer qu'on connaît encore mal les fondements scientifiques.

Se soigner sans s'empoisonner

Avec les médicaments, deux problèmes peuvent se poser en cas d'hépatite chronique. D'une part, certaines spécialités peuvent être directement toxiques pour le foie et entraver ses fonctions essentielles, voire provoquer une hépatite médicamenteuse (voir chapitre 3). D'autre part, un foie malade peut mal métaboliser certains médicaments, au point qu'il faut parfois modifier leur posologie.

Là encore, tout dépend du stade de l'hépatite chronique. Tant qu'il n'y a pas de cirrhose, vous ne courez pas plus de risques que le commun des mortels (ce qui ne vous autorise pas à faire n'importe quoi). Au stade de cirrhose avec insuffisance hépatocellulaire, vous devez vous montrer plus vigilant.

L'attitude à adopter relève surtout du bon sens. Fuir les médicaments sous prétexte qu'ils sont toxiques, c'est s'exposer au risque d'être encore plus malade. Si vous attrapez une maladie infectieuse (et ce, d'autant plus facilement que l'insuffisance hépatocellulaire favorise la survenue d'infections), vous aurez comme tout le monde besoin d'antibiotiques. En revanche, consommer les médicaments sans modération, c'est courir le risque de s'empoisonner.

Les médicaments les plus nocifs pour le foie sont connus. Pour les éviter, encore faut-il que vous ayez signalé votre atteinte hépatique au médecin prescripteur. Si votre gastro-entérologue est au courant, votre dentiste ne l'est pas forcément. Dans cet esprit, la généralisation du carnet de santé est une bonne chose : elle permettra peut-être d'éviter certaines prescriptions dangereuses.

En règle générale, il faut se méfier de tout ce qui peut contribuer soit à accélérer la dégradation des médicaments, soit au contraire à la ralentir. Dans le premier cas, on parle d'inducteurs enzymatiques ; dans le second, on parle d'inhibiteurs enzymatiques.

Les inducteurs enzymatiques accroissent l'activité des enzymes qui détruisent les médicaments. Ils sont très nombreux et se retrouvent dans toutes les grandes familles de la pharmacopée : analgésiques, anti-inflammatoires, tranquillisants, barbituriques, diurétiques, antihistaminiques, antibiotiques ou anesthésiques. L'alcool, le tabac et le haschich sont, eux aussi, des inducteurs enzymatiques.

Au contraire, les inhibiteurs enzymatiques ralentissent la dégradation d'autres médicaments. Dès lors, la prescription simultanée d'un inhibiteur enzymatique et d'un médicament détruit par le foie peut être particulièrement dangereuse en cas d'insuffisance hépatocellulaire. Si le foie ne réussit pas à transformer le médicament en métabolites, celui-ci ne pourra être éliminé par la bile ou les reins.

Notons par ailleurs que les antalgiques, les anti-inflammatoires et les corticoïdes favorisent la multiplication des virus des hépatites. Dans la mesure du possible, ils sont donc à déconseiller ou à utiliser avec parcimonie chez les malades atteints d'hépatite virale aiguë ou chronique.

Une attention particulière doit également être apportée aux interventions nécessitant l'emploi d'immunosuppresseurs. Le fait d'être porteur de l'antigène HBs ne constitue pas en soi une contre-indication à une greffe, notamment rénale. Mais si l'atteinte hépatique est déjà importante, le traitement immunosuppresseur indispensable pour diminuer les risques de rejet peut favoriser une évolution vers la cirrhose.

questions / réponses

Préserver son foie

143 Faut-il suivre un régime ?

Non.

144 Faut-il supprimer les graisses ?

Non.

145 Existe-t-il des aliments nocifs à éviter ?

Non.

146 Existe-t-il des aliments bienfaisants pour le foie ?

Non.

147 Existe-t-il des tisanes bienfaisantes pour le foie ?

Non.

148 Puis-je boire de l'alcool ?

Ce n'est pas rigoureusement interdit, mais il faut être extrêmement modéré. La consommation régulière d'alcool multiplie considérablement les risques de cirrhose et de cancer.

149 Puis-je boire du café ?

Oui.

150 Existe-t-il des eaux minérales recommandées en cas d'hépatite chronique ?

Non.

151 Dois-je prendre régulièrement des vitamines ?

Non, un régime alimentaire bien équilibré est suffisant pour apporter à l'organisme les vitamines nécessaires.

152 Si je tombe malade, puis-je me soigner normalement ? Puis-je subir une intervention chirurgicale ?

Oui. Les précautions sont à prendre uniquement en cas de cirrhose avec insuffisance hépatocellulaire. Mais cela ne vous dispense pas de signaler votre hépatite chronique à tous les médecins que vous êtes amené à rencontrer, du dentiste à l'anesthésiste.

153 Les médicaments font-ils courir des risques spécifiques en cas de cirrhose ?

Oui, certains médicaments peuvent, en cas de cirrhose, favoriser la survenue d'une complication. Des somnifères peuvent par exemple entraîner une encéphalopathie ; des anti-inflammatoires peuvent favoriser une hémorragie digestive.

154 Les fumeurs s'exposent-ils à des complications particulières ?

Pas au niveau du foie.

155 Les toxicomanes s'exposent-ils à des complications particulières ?

Oui, par des surinfections virales ou par une hépatite toxique.

10 Le traitement des hépatites chroniques

Après des années de mystère, le virus qui squatte mon organisme a fini par être repéré. C'est un C habile, qui avait su déjouer les recherches avec les tests de première génération, en 1990, et qui a fini par se faire pincer trois ans plus tard, comme un débutant, par un test de deuxième génération.

Depuis le temps que nous cohabitions, mon virus et moi, nous nous étions habitués l'un à l'autre. Mais le jour où le labo m'a annoncé qu'on l'avait enfin démasqué, nos rapports ont brusquement changé. Je suis redevenu un malade. Les symptômes eux-mêmes ont repris de la vigueur, la fatigue s'est accrue et j'ai retrouvé mes anciennes nausées, comme au bon vieux temps.

Une biopsie réalisée dans la foulée a permis de mesurer l'étendue du travail effectué par le virus pendant sept ans. Il n'avait pas chômé, le bougre. Il n'avait cependant pas eu le temps de construire une cirrhose.

À ce moment-là, j'ai pu mesurer les progrès de la médecine au cours de ces dernières années. Lors de ma première biopsie, un voisin de chambre, atteint d'une méchante hépatite B, m'avait expliqué le principe du traitement à la vidarabine. Les trois semaines d'hôpital ne l'effrayaient pas. Elles portaient un espoir de guérison et, si faible fût-il, cela suffisait à le motiver. Sept ans plus tard, on me propose un traitement par interféron. C'est quand même beaucoup plus simple à vivre. On peut se faire les injections soi-même, on mène une vie normale.

Au laboratoire d'analyses médicales, une infirmière me lance : « Vous devriez réfléchir avant d'entreprendre ce traitement. Il ne marche qu'une fois sur quatre. » Objection, mademoiselle : il est efficace une fois sur quatre. Si vous voulez jouer avec les probabilités, allez jusqu'au bout. Quand on vous dit que 20 % des hépatites chroniques aboutissent à une cirrhose, vous considérez que c'est beaucoup. Mais quand on vous dit que le traitement par interféron est efficace dans 20 à 30 % des cas d'hépatite chronique C, vous en concluez que c'est peu. Il faudrait savoir.

Si j'ai accepté, sans aucune hésitation, le traitement et ses effets secondaires, c'est parce que je croyais à ces 20 % ou 30 % de chance. Si personne n'y croyait, personne ne suivrait le traitement. Et personne ne guérirait.

Le médecin a eu beau m'égrener l'interminable liste d'effets secondaires auxquels je m'exposais, il n'a pas ébranlé ma conviction. Le traitement risque de me fatiguer ? De ce côté-là, j'ai une certaine expérience. Il peut provoquer la chute des cheveux ? Je n'ai pas attendu l'interféron pour commencer. Il entraîne angoisse ou irritabilité ? Comme si ce n'était pas angoissant de compter les années qui mènent à la cirrhose…

Virus, mon vieil adversaire, je ne me rendrai pas sans combattre. Si tu gagnes cette manche, la partie ne sera pas terminée pour autant. Je recommencerai le traitement, je frapperai plus fort s'il le faut. Dussé-je y perdre quelques cheveux supplémentaires.

Médicaments ou placebos ?

Voilà un beau paradoxe de la médecine. D'un côté, on admet que les hépatites aiguës ne se soignent pas et l'on compte sur les doigts de la main les traitements possibles des hépatites chroniques actives. De l'autre, des dizaines de médicaments sont aujourd'hui prescrits pour le foie. La plupart d'entre eux ne sont d'aucune utilité, si ce n'est celle de donner au malade l'impression qu'il se soigne.
Certains médicaments ont quand même une réelle action au niveau du foie. Citons les acides chénodésoxycholique ou ursodésoxycholique, utilisés pour dissoudre certains calculs biliaires, et qui pourraient agir favorablement sur les fonctions hépatiques.
D'autres médicaments sont efficaces contre les symptômes de l'hépatite ou de ses complications. Ainsi, la cholestyramine (Questran®) favorise l'élimination des sels biliaires ; le lactulose (Duphalac®) et la néomycine, prescrits en cas d'insuffisance hépatocellulaire sévère, diminuent le taux d'ammoniaque dans le sang… Mais ces médicaments ne sont utiles que dans certains cas très précis de cholestase ou d'insuffisance hépatocellulaire.
Un troisième groupe, beaucoup plus important, rassemble les extraits hépatiques, les hépatoprotecteurs et les cholérétiques. L'efficacité des extraits hépatiques et des hépatoprotecteurs n'est pas prouvée, loin de là. Celle des cholérétiques (qui augmentent la sécrétion biliaire) est plus nette, mais ces médicaments sont-ils utiles pour autant ? Il ne faut pas oublier qu'une hépatite chronique n'est pas forcément assortie de complications biliaires justifiant un traitement.

La liste des médicaments utilisés n'a pour limite que celle de l'imagination des médecins prescripteurs : fortifiants, antianémiques, hypolipémiants pour diminuer le taux de graisses dans le sang… Certains d'entre eux sont inoffensifs, d'autres beaucoup moins. Ainsi, les psychotropes (agissant sur le système nerveux central) ou les antiémétiques (destinés à combattre les vomissements) sont à proscrire en cas d'hépatite aiguë : ils peuvent aggraver la maladie et perturber le diagnostic.

L'histoire des traitements

La recherche d'un traitement contre l'hépatite est aussi ancienne que la maladie. Mais les remèdes étaient si rares que, pendant longtemps, les charlatans ont concurrencé sans difficulté les médecins impuissants. Les guérisseurs les plus sérieux pouvaient prescrire de « l'herbe à jaunisse » régulant le flux biliaire ; d'autres se livraient à d'étranges pratiques, comme celle que conseille le *Grand Albert*. Entre deux recettes pour conquérir la femme qu'on aime, ce best-seller de la sorcellerie nous assure que « le poil de l'homme, réduit en poudre et bu pendant sept ou huit matins avec du vin blanc, guérit la jaunisse »…
Au début du siècle, on vantait les bienfaits de l'huile d'olive (400 g à boire chaque soir, suivis d'une gorgée d'eau-de-vie ou de kirsch…), voire du mercure ou de l'arsenic, et les traitements de l'époque ont probablement contribué à aggraver nombre d'hépatites. Les premiers espoirs sérieux sont apparus au cours des années 1930 avec la découverte de la cortisone, cette hormone qui agit sur le métabolisme. Il y a encore une quinzaine d'années, des ouvrages de référence présentaient les corticostéroïdes

comme l'arme la plus efficace contre les hépatites virales et recommandaient leur utilisation systématique.
Hélas, si les corticostéroïdes sont parfois efficaces sur les signes biologiques d'une hépatite virale, ils le sont beaucoup moins sur les lésions elles-mêmes. Pire, il semble bien qu'ils facilitent le passage à la chronicité des hépatites aiguës. Aujourd'hui, les corticostéroïdes ne sont plus utilisés que dans le traitement des hépatites chroniques auto-immunes, ainsi qu'en traitement d'appoint de certaines hépatites chroniques B.
On a également essayé d'intervenir contre l'hépatite par l'intermédiaire de substances diminuant la réponse immunologique de l'organisme. Il est admis aujourd'hui que les immunosuppresseurs, tout comme les corticostéroïdes, sont la plupart du temps inutiles, et parfois dangereux.
Ce n'est que tout récemment, au cours des années 1980, qu'ont été mis au point les médicaments autorisant un traitement antiviral des hépatites chroniques. Celui qui suscite les plus grands espoirs est l'interféron, cet extraordinaire outil de défense produit par l'organisme lui-même. Avec les antiviraux, le traitement des hépatites chroniques B, C ou D a changé de nature. Longtemps contemplatif, il est devenu actif.

L'interféron

Quand les cellules humaines sont infectées par un virus, elles sécrètent une protéine de défense, l'interféron, qui s'attaque au virus et protège les cellules voisines. Réagissant plus rapidement que les anticorps, l'interféron agit sur place dès qu'il reconnaît un fragment d'ADN ou d'ARN étranger. Il apparaît pendant l'infection et disparaît après.

Son action est supérieure à celle des antibiotiques les plus actifs. Elle est d'abord antivirale, puisque l'interféron inhibe l'ADN ou l'ARN du virus et active les enzymes antivirales. Elle est aussi immunitaire, puisqu'il augmente l'activité de certaines cellules du système immunitaire, notamment des lymphocytes *Natural Killer* qui, comme leur nom l'indique, jouent un rôle important dans la destruction des cellules infectées par le virus.

L'interféron est spécifique à une espèce, mais non spécifique à un virus. En d'autres termes, seul un interféron humain est capable d'agir chez un humain ; mais il peut agir contre tous les virus. Son existence est soupçonnée depuis les années 1930. Mais c'est en 1957 que les Anglais Isaacs et Lindenmann repérèrent cette substance produite par des cellules animales infectées, et qui semblait « interférer » avec l'activité des virus dont elle entravait le développement.

La panacée universelle était-elle enfin trouvée ? Certains, à l'époque, n'étaient pas loin de le penser ; l'interféron a fait travailler l'imagination de nombreux chercheurs et, à leur suite, celle des auteurs de science-fiction. Quand ses amis étaient malades, que faisait Flash Gordon ? Il leur injectait de l'interféron !

Les déconvenues ont succédé à l'euphorie. L'interféron humain, le seul qui soit utilisable chez l'homme, était une substance à la fois rare et difficile à purifier. Si merveilleux fût-il, il demeurait inutile tant qu'on ne pouvait pas le produire à une échelle industrielle. Or, en 1960, c'était techniquement impossible. Du coup, l'interféron a peu à peu été rangé parmi les fantasmes médicaux, au rayon des grandes désillusions.

C'était compter sans les progrès du génie génétique. Vingt ans plus tard, la production industrielle d'interféron humain devient une réalité. Réalisée par recombinaison génétique à la bactérie *Escherichia coli* en 1981, elle permet d'obtenir autant d'interféron humain par litre de milieu de culture bactérienne qu'on en aurait obtenu à partir des leucocytes du sang de 1 000 donneurs.

Le traitement par interféron

On distingue trois types d'interférons : alpha, bêta et gamma, les types alpha et bêta étant eux-mêmes subdivisés en plusieurs sous-types. Dans le traitement des hépatites virales chroniques, l'interféron alpha est le plus utilisé.
L'interféron n'est pas un médicament ordinaire et la première prescription doit obligatoirement être établie par un gastro-entérologue exerçant en hôpital ou en clinique. Le traitement est réservé aux hépatites chroniques actives des adultes. Les rares études menées sur les enfants semblent toutefois donner des résultats similaires à ceux observés chez l'adulte. Il dure en général six mois pour l'hépatite B et un an pour l'hépatite C, avec l'injection sous-cutanée de 3 à 6 millions d'unités 3 fois par semaine. Dès les premières semaines, il est possible de voir si le patient répond ou non à l'interféron. Une mauvaise réponse peut être imputable au « terrain » : on sait qu'une dépression immunitaire, une infection ancienne ou la présence d'une cirrhose sont autant de facteurs d'échec. Elle est parfois due au virus lui-même, qui réussit à résister à l'interféron.
La mesure de l'ADN viral (pour le virus B) ou de l'ARN viral (pour le virus C) est le meilleur indicateur d'efficacité du traitement. Sa disparition signale l'arrêt de la réplication du virus, mais elle n'annonce pas forcément une guérison définitive. En effet, le virus peut persister dans certaines cellules hépatiques et se multiplier à nouveau dans les mois qui suivent l'arrêt du traitement, aboutissant à une réactivation de l'hépatite.

Quant à l'effet de l'interféron sur les lésions hépatiques, il ne peut être évalué qu'avec une biopsie, voire en comparant deux biopsies successives. La première est réalisée avant le traitement ; la seconde est effectuée quelques mois après l'arrêt du traitement. Elle ne doit pas être trop précoce. Dans un premier temps, l'interféron peut en effet provoquer un accroissement de certaines lésions, en particulier de l'infiltrat inflammatoire lymphocytaire et de la nécrose des hépatocytes. L'augmentation de ces lésions correspond à l'élimination des cellules infectées par le virus sous l'effet de la stimulation immunitaire induite par l'interféron (surtout en cas d'hépatite chronique B). En outre, l'arrêt de la multiplication virale peut tarder à se traduire au niveau des tissus du foie.

Personne n'est obligé d'entreprendre un traitement, dont la réussite est d'ailleurs en grande partie liée à la motivation du malade. Il faut être prêt à accepter non seulement les effets secondaires, mais aussi l'échec thérapeutique. Voilà sans doute pourquoi certains médecins dissuadent leurs patients de se soigner à l'interféron, arguant que les effets secondaires sont plus fréquents que les guérisons.

Hormis dans les cas où la contre-indication est médicalement justifiée, c'est à chaque malade qu'il revient de décider si, oui ou non, il veut entreprendre le traitement. Qu'il soit jeune ou vieux, qu'il soit ou non porteur du virus du sida, ne change rien au fond du problème, dès lors qu'il est clairement informé des effets secondaires possibles et du risque d'échec.

Les effets secondaires de l'interféron

Le principal effet secondaire du traitement par l'interféron est le syndrome pseudogrippal. Il peut se caractériser par des frissons, de la fièvre, des courbatures, des maux de tête et un accroissement de la fatigue. Il apparaît, de façon plus ou moins prononcée, en début de traitement et tend à disparaître après les deux premières semaines. Il n'est pas inquiétant, bien au contraire, puisqu'il est le signe même d'une réaction immunitaire.

Quand vous avez une grippe, ce n'est pas le virus de la grippe qui provoque de la fièvre, c'est la réponse immunitaire de votre organisme à l'agression virale. (D'ailleurs, le virus n'aime pas vivre dans un corps à 39°, et vous l'embêtez avec votre fièvre.) Quand vous vous injectez de l'interféron, le phénomène est le même. Les effets secondaires sont des manifestations qui apparaissent habituellement lorsque votre organisme se bat contre un virus.

Bien souvent, le paracétamol suffit à faire disparaître ou à atténuer le syndrome grippal, quasi constant en début de traitement. D'autres effets secondaires sont plus difficiles à combattre, comme la nervosité, l'irritabilité, l'anxiété (voire, dans 2 à 3 % des cas, la dépression). En règle générale, on peut relever que l'interféron est déprimant ; mieux vaut donc ne pas être trop déprimé au départ… Le traitement peut également provoquer des nausées, des diarrhées, un amaigrissement, des douleurs articulaires, des éruptions cutanées, une chute des cheveux, un dessèchement de la peau ou un déséquilibre hématologique (avec une baisse des globules blancs ou des plaquettes sanguines). Dans 5 % des cas, des problèmes de thyroïde sont signalés.

On a aussi vu des cas, heureusement fort rares, d'épilepsie, d'insuffisance rénale, de troubles cardio-vasculaires, de maladies auto-immunes. C'est vrai, la liste est longue, beaucoup trop longue. Mais la variété des effets secondaires n'a rien à voir avec leur importance. Neuf fois sur dix, le traitement peut être mené à son terme sans encombre. Les incidents les plus fréquents sont les plus bénins ; les plus graves demeurent rares.

Les effets secondaires de l'interféron alpha

Effets secondaires fréquents	Asthénie Fièvre Frissons Myalgies Céphalées
Effets secondaires moins fréquents	Anorexie Amaigrissement Douleurs lombaires Nausées Diarrhées Douleurs abdominales Diminution de la concentration Irritabilité Insomnies Alopécie Dépression Hypothyroïdie Hyperthyroïdie Troubles oculaires
Effets secondaires rares	Délire Crise d'épilepsie Cardiomyopathie Manifestations auto-immunes Thrombopénie * Anémie Neutropénie **

* Thrombopénie : baisse des plaquettes sanguines (thrombocytes).

** Neutropénie : baisse de certains globules blancs (polynucléaires neutrophiles) dans le sang.

Ces derniers motivent les contre-indications de l'interféron, formulées en cas d'insuffisance hépatocellulaire sévère (avec un temps de Quick inférieur à 50 %), de complications de l'hépatite (ascite, encéphalopathie, hémorragie digestive), de thrombopénie (moins de 50 000 plaquettes par mm^3) ou de neutropénie (moins de 1 000 polynucléaires par mm^3). Le traitement est également contre-indiqué chez les femmes enceintes, les insuffisants rénaux ou cardiaques, ainsi que chez ceux qui souffrent de troubles psychiatriques ou d'une maladie auto-immune.

Le traitement de l'hépatite chronique B

L'objectif des traitements antiviraux de l'hépatite chronique B est de stopper la réplication virale, et donc de provoquer une négativation de l'ADN viral, puis une séroconversion avec négativation de l'antigène HBe et positivation de l'anticorps anti-HBe. L'éradication complète du virus, avec une séroconversion de l'antigène HBs vers l'anticorps anti-HBs, est mois fréquemment obtenue. (Des études chez des malades suivis plusieurs années après le traitement indiquent cependant une séroconversion HBs tardive dans 50 % des cas.) L'anticorps anti-HBs a d'autant plus de chances d'apparaître que le traitement est entrepris précocement.
On dispose à l'heure actuelle de deux traitements contre l'hépatite B. Le premier utilise la vidarabine ou ses dérivés, qui sont de puissants inhibiteurs de la réplication virale ; le second utilise l'interféron alpha, avec parfois un traitement corticoïde préalable.

— La vidarabine et ses dérivés
L'adénide-arabinoside (ara-A), ou vidarabine, n'est plus utilisée actuellement. Son action inhibitrice de l'ADN polymérase qui

commande la réplication du virus n'est pas en cause, mais elle doit être administrée en perfusion intraveineuse continue pendant vingt-et-un jours. Plus souple d'utilisation puisqu'elle autorise un traitement ambulatoire, l'adénine arabinoside 5'-monophosphate (ara-AMP) lui est aujourd'hui préférée. Elle est administrée par voie intramusculaire, avec une injection toutes les douze heures pendant vingt-huit jours.

L'efficacité des traitements utilisant la vidarabine ou son dérivé ara-AMP est de l'ordre de 20 %. La vidarabine est essentiellement efficace chez les malades ayant une faible multiplication virale (et donc un ADN viral en faible quantité dans le sérum). Mais sa toxicité est importante et les effets secondaires, notamment neuromusculaires, sont fréquents. Depuis quelques années, la vidarabine tend à être délaissée au profit de l'interféron, jugé plus probant.

— L'interféron

À la différence de la vidarabine, l'interféron ne se contente pas de bloquer la réplication du virus ; il a une action immunomodulatrice favorisant la destruction des cellules infectées. C'est pourquoi on enregistre, en cas de réponse favorable, une augmentation des transaminases au cours du traitement. Elle témoigne d'un accroissement de la réponse immunitaire, qui accentuera les chances d'éliminer le virus. À ce stade du traitement, il peut se produire une augmentation des lésions de l'hépatite chronique (infiltrat inflammatoire et nécrose).

L'action antivirale proprement dite est attestée par la disparition de l'ADN viral, suivie par la diminution progressive de l'antigène HBe. Quand le traitement est efficace, on enregistre au bout de quelques mois une stabilisation des transaminases à un niveau normal et l'apparition de l'anticorps anti-HBe. Un tel résultat est enregistré dans 30 à 40 % des cas environ. Une guérison totale, signalée par la séroconversion ultérieure de l'antigène HBs vers l'anticorps anti-HBs, serait peut-être favorisée par une prolongation du traitement.

Le traitement à l'interféron est d'autant plus efficace que la réplication virale initiale est faible et la réponse immunitaire forte. On considère ainsi qu'un taux d'ADN inférieur à 100 picogrammes par millilitre et des transaminases ALAT supérieures à 100 sont des facteurs de bonne réponse. À l'inverse, toute diminution des défenses immunitaires laisse présager une moins bonne réponse. C'est notamment le cas des personnes infectées par le virus du sida. On sait aussi que les femmes répondent mieux que les

Réponse positive à l'interféron alpha chez un malade atteint d'hépatite B chronique

La multiplication virale diminue en général au cours du premier mois de traitement. Après un ou deux mois, une augmentation des transaminases ALAT traduit la réponse immunitaire de l'organisme.

L'amélioration peut malheureusement n'être que transitoire, notamment si l'antigène HBe n'a pas disparu.

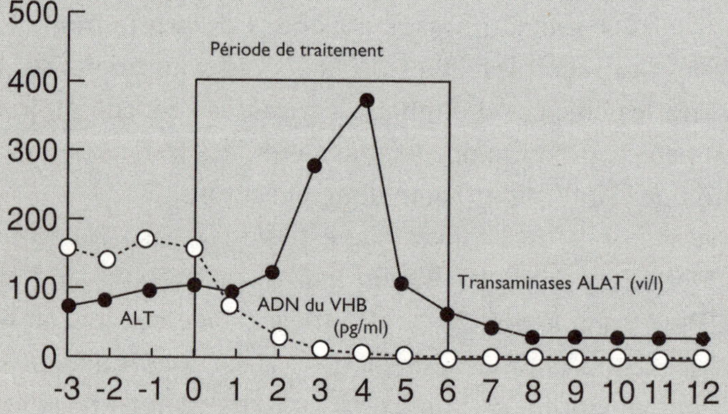

hommes, les Européens mieux que les personnes originaires des zones d'endémie ayant été infectées à la naissance ou dans l'enfance et ayant développé une « tolérance » immunitaire.
Le candidat idéal au traitement serait ainsi une jeune Européenne infectée récemment. En aucun cas, ce portrait-robot ne doit exclure les autres personnes du traitement à l'interféron. Mais il peut, dans certains cas, inciter à administrer des corticoïdes en préalable au traitement par interféron.

— Corticothérapie associée à l'interféron
L'objectif est de provoquer, par l'arrêt brutal de l'administration de corticoïdes, un « rebond immunitaire » et donc une augmentation des transaminases associée à une diminution de la multiplication virale, afin de faciliter l'action de l'interféron.
On imagine aisément qu'une telle pratique n'est pas sans risques. Elle est contre-indiquée pour les malades atteints de cirrhose, chez qui l'augmentation de la cytolyse peut entraîner une insuffisance hépatique grave.

Le traitement de l'hépatite chronique D

L'hépatite chronique D est beaucoup plus délicate à traiter que l'hépatite B. La difficulté est d'autant plus grande que les confections sont fréquentes (sida, hépatite C) ; en outre, le nombre important de toxicomanes plus ou moins marginalisés ne facilite pas le suivi du traitement.
La vidarabine a été essayée sans plus de succès que d'autres antiviraux, comme l'aciclovir. Ni les corticoïdes ni les immunostimulants n'ont donné de meilleurs résultats.
Seul l'interféron alpha semble efficace. Une fois sur deux, on note une inhibition significative de la réplication virale, avec une

disparition de l'ARN viral et une normalisation des transaminases. Malheureusement, l'activité de l'hépatite reprend la plupart du temps après l'arrêt du traitement. L'utilisation de doses plus élevées que pour l'hépatite B (de l'ordre de 9 à 10 millions d'unités) et pendant une période plus longue (jusqu'à douze mois) permet d'obtenir de meilleurs résultats avec une réponse prolongée dans 30 % des cas.

Le traitement de l'hépatite chronique C

Le traitement par l'interféron alpha est actuellement le seul qui soit proposé contre l'hépatite chronique C. On l'entreprend en cas d'hépatite chronique active confirmée par une biopsie, et en l'absence de cirrhose décompensée. Le traitement standard prévoit 3 injections sous-cutanées de 3 millions d'unités par semaine pendant un an.

En fonction de l'évolution des transaminases pendant et après le traitement par interféron, on distingue cinq types de réponse.

— **La réponse prolongée** est définie par la normalisation des transaminases pendant le traitement, persistant après l'arrêt du traitement.

— **La réponse avec rechute** est définie par la normalisation des transaminases pendant le traitement, suivie d'une réascension des transaminases après l'arrêt du traitement.

— **La réponse avec échappement** est définie par la normalisation des transaminases pendant le traitement, avec réascension des transaminases avant la fin du traitement.

— **La réponse partielle** est définie par la diminution des transaminases pendant le traitement, sans normalisation.

— **L'absence de réponse** est définie par l'absence de diminution des transaminases pendant le traitement.

Sur 100 personnes traitées pour une hépatite C, 50 « répondent » à l'interféron. Parmi elles, 30 enregistreront une réponse durable. Si aucune réponse, c'est-à-dire aucune diminution des transaminases, n'est notée au bout des trois premiers mois du traitement, on considère qu'il est inutile de le poursuivre.

Si le patient répond à l'interféron, une normalisation des transaminases peut être observée dès le premier mois de traitement, ou au bout de deux mois. Dans le même temps, l'arrêt de la réplication du virus entraîne une négativation de son ARN dans le sang. Malheureusement, l'amélioration n'est pas toujours définitive : environ 40 % de ceux qui ont répondu à l'interféron rechuteront dans les trois à six mois suivant l'arrêt du traitement. C'est le retour à la case départ, pas toujours facile à encaisser pour qui a cru, pendant quelques semaines, avoir réussi à enrayer la maladie. Plus rarement, la remontée des transaminases peut même être observée alors que le traitement est en cours.

La fragilité du résultat obtenu s'explique notamment par la grande habileté du virus de l'hépatite C à déjouer nos défenses immunitaires. Tout se passe comme si les anticorps et les antigènes se livraient en permanence à une course-poursuite. Quand l'organisme produit les anticorps pour lutter contre le virus, celui-ci a déjà préparé une parade en changeant l'apparence de son enveloppe. Il faut alors produire de nouveaux anticorps, avant que le virus ne change encore une fois…

Cette grande variabilité du virus de l'hépatite C perturbe le travail de l'interféron, comme elle perturbe celui des anticorps. Cela explique pourquoi l'hépatite C devient plus souvent chronique que l'hépatite B ; cela explique aussi que les défenses immunitaires ne reconnaissent pas toujours les cellules infectées par le virus de l'hépatite C.

En cas de bonne réponse suivie d'une rechute, un nouveau traitement par l'interféron est possible, avec des chances non négligeables d'obtenir une réponse prolongée. Avec des doses plus importantes d'interféron ou un traitement plus long, on peut obtenir à nouveau une réponse sans rechute dans 30 à 40 % des cas. Une autre stratégie consiste à associer l'interféron avec un autre médicament antiviral, la ribavirine, qui se présente sous la forme de gélules. Cette association permet d'obtenir une réponse prolongée dans près de 50 % des cas. Peu efficace lorsqu'elle est administrée seule, la ribavirine augmente en effet, pour des raisons encore inconnues, l'efficacité de l'interféron lorsqu'elle lui est associée. Une telle approche ouvre la voie des « bithérapies », et peut-être bientôt des « trithérapies » dans le traitement de l'hépatite chronique C.

L'association de l'interféron et de la ribavirine, aujourd'hui réservée au retraitement de ceux qui ont répondu à l'interféron mais ont rechuté, pourrait dans l'avenir être proposée en première intention (c'est-à-dire comme premier traitement). En revanche, elle est peu efficace chez les malades qui n'ont pas répondu à un premier traitement par l'interféron.

La ribavirine est habituellement bien tolérée. Le principal effet secondaire à surveiller est l'apparition d'une anémie, autrement dit une baisse des globules rouges. Le plus souvent, cette anémie est modérée et sans conséquences ; lorsqu'elle est plus importante, elle peut nécessiter une diminution des doses, voire un arrêt du traitement. D'autres effets secondaires peuvent être observés, mais ils sont bien plus rares : toux, démangeaisons, augmentation de l'acide urique, voire problèmes psychiatriques.

Les contre-indications de la ribavirine sont rares. Toutefois, l'anémie qu'elle risque d'entraîner peut être mal supportée sur le plan cardiaque. C'est pourquoi un examen cardiaque doit être systématiquement pratiqué avant le début du traitement chez les personnes de plus de cinquante ans.

Les facteurs de réponse à l'interféron

Dans le traitement de l'hépatite C, les facteurs de réponse à l'interféron sont liés au virus, à la maladie et au malade lui-même.

— **Facteurs liés au virus :** Le niveau de la virémie (charge virale) et le génotype sont considérés comme les principaux facteurs de réponse prolongée à l'interféron. Lorsque la virémie est supérieure à 3 millions de génomes/ml, la probabilité de réponse prolongée est inférieure à 5 % ; lorsqu'elle est inférieure à 200 000 génomes/ml, les chances de réponse prolongée grimpent au-delà de 40 %. Par ailleurs, certains génotypes du VHC résistent mieux que d'autres au traitement ; la proportion de réponses prolongées est bien moindre avec les génotypes 1a et 1b (5 %) qu'avec les génotypes 2a ou 3a (30 %). Ces deux facteurs, charge virale et génotype, peuvent se cumuler : une personne avec un « bon » génotype et une charge virale faible aura ainsi plus de 50 % de chances d'obtenir une réponse prolongée.

— **Facteurs liés à la maladie :** Plus l'infection est ancienne, moins grandes sont les chances de réponse. En particulier, le taux de réponse prolongée chez les personnes ayant une cirrhose est inférieur à 10 %. Il a aussi été remarqué que la présence de gamma-GT élevées était souvent associée à une mauvaise réponse, ce qui suggère un lien possible entre le degré de cholestase et la résistance à l'interféron. De même une surcharge en fer amoindrit la probabilité de réussite du traitement.

— **Facteurs liés au malade :** Les jeunes répondent mieux que leurs aînés, mais c'est peut-être dû au fait que la maladie est *a priori* plus récente. L'état immunitaire de la personne traitée est important ; les faibles résultats du traitement chez les personnes infectées par le VIH ou les transplantés l'attestent. Enfin, la consommation d'alcool réduit les chances de succès, ce qui justifie de s'abstenir de toute consommation d'alcool pendant le traitement.

L'interféron au quotidien

Pour que vous puissiez obtenir de l'interféron sans avoir à débourser quoi que ce soit, la demande de prise en charge à 100 % doit avoir été formulée à temps par votre médecin. Le délai de réponse varie selon les caisses d'assurance maladie, mais il faut savoir que, dans certains cas, il peut atteindre trois mois.

Ces précautions prises, le traitement peut commencer. Les premiers jours, le temps que l'organisme s'habitue à l'interféron, sont en général les plus difficiles. Veillez à ne pas entreprendre le traitement à une période trop chargée de votre vie familiale ou professionnelle.

Les injections peuvent être réalisées par une infirmière. Mais de nombreuses personnes trouvent moins contraignant de les faire elles-mêmes. Pensez simplement à respecter les règles élémentaires d'hygiène, et notamment à jeter les aiguilles usagées dans une boîte de sécurité spécialement prévue à cet effet, que vous vous procurerez auprès de votre pharmacien. En raison des risques de piqûre accidentelle, il est en revanche déconseillé de faire réaliser les injections par le conjoint.

À l'exception de l'alcool qui est vivement déconseillé, vous pourrez continuer à mener une vie normale, à travailler, à faire du sport, à faire l'amour (à condition, si vous êtes une femme, d'utiliser un moyen de contraception efficace, puisque l'interféron est contre-indiqué en cas de grossesse). Vous pourrez aussi continuer à prendre la plupart des médicaments courants, à l'exception de certains corticoïdes et immunosuppresseurs dont l'action va à l'encontre de celle de l'interféron.

De fait, pour certaines personnes, le traitement ne posera aucun problème particulier. D'autres seront confrontées à des petits soucis mineurs : trouver un récipient isothermique en prévision

d'un voyage, se prémunir de rougeurs trop voyantes aux points d'injection en réalisant les piqûres à des endroits du corps peu exposés au soleil ou au regard des autres… Des petits riens que chacun, à sa manière, finira bien par surmonter.
Il serait pourtant stupide de nier que le traitement peut, dans des certains cas, devenir difficile à supporter. Les misères de la vie quotidienne s'accumulant, on se sent brusquement très seul, submergé par les ennuis, et la dépression pointe son nez. Inutile de culpabiliser. Qu'elle soit physique ou morale, toute souffrance mérite d'être prise en considération. Un rien permet parfois de redresser la barre. Pour les uns, un peu de repos suffira ; pour d'autres, l'inactivité forcée risque au contraire de peser encore plus. Dans certains cas, une diminution des doses d'interféron sera envisagée pour améliorer la tolérance ; et, s'il le faut, l'arrêt du traitement pourra être discuté.
Le pire serait en tout cas de garder pour soi de telles souffrances. Exprimer un malaise n'est pas un signe de faiblesse ! Sans doute patients et médecins ont-ils encore beaucoup à faire pour apprendre à gérer le traitement de l'hépatite chronique. Mais ils y parviendront d'autant plus facilement qu'ils le feront ensemble.

Le traitement des hépatites chroniques non virales

— Hépatite chronique active auto-immune

Le traitement classique des hépatites chroniques actives auto-immunes est à base de corticoïdes, en particulier de prednisone, éventuellement associée à l'azathioprine. Il dure un an au minimum et se révèle efficace dans 80 % des cas. Il existe cependant

un risque de rechute pouvant justifier sa prolongation pendant plusieurs années, voire à vie.
Comme nous l'avons vu au chapitre 3, il est parfois difficile de faire la part des choses lorsqu'une hépatite chronique se caractérise à la fois par des anticorps spécifiques des maladies auto-immunes et par des anticorps dirigés contre le virus de l'hépatite C. S'il s'agit d'une véritable hépatite auto-immune, associée à la présence du virus de l'hépatite C, elle relève *a priori* d'un traitement par corticoïdes. L'interféron, qui exacerbe l'immunité, est en effet déconseillé. À l'inverse, lorsqu'il s'agit d'une hépatite C accompagnée de la présence modérée d'auto-anticorps, la maladie relève d'un traitement par interféron.

— Hépatite chronique active médicamenteuse
Dans la plupart des hépatites chroniques actives médicamenteuses, l'arrêt du médicament est le seul traitement recommandé. L'amélioration progressive n'est parfois sensible qu'au bout de plusieurs mois. Il est possible qu'elle soit hâtée par l'administration de corticoïdes.
Dans quelques cas particuliers, l'arrêt de la prise médicamenteuse ne suffit pas à stopper l'hépatite. Certains médicaments s'accumulant dans l'organisme, il arrive même qu'une aggravation se produise après l'arrêt du médicament.

Les traitements de demain

Pour le traitement de l'hépatite chronique C, l'interféron a encore de beaux jours devant lui. Ou plutôt les interférons, puisqu'il en existe différents types. C'est ainsi qu'a été mis au point un nouvel interféron, l'interféron « consensus ». Il s'agit d'un interféron recombinant alpha, créé artificiellement à partir de la vingtaine d'interféron alpha existant à l'état naturel. Il pourrait être un peu plus efficace que l'interféron classique, en particulier vis-à-vis des virus mauvais répondeurs (génotype 1). Une autre piste intéressante est celle de l'interféron « pégylé », un interféron alpha classique conjugué avec une molécule de PEG (polyéthylène-glycol). Cette forme « retard » d'interféron présente l'avantage de se libérer plus lentement dans le sang, et de manière plus prolongée. Ainsi, une seule injection par semaine d'interféron pégylé pourrait, selon les premières études réalisées, être au moins aussi efficace et mieux tolérée que trois injections par semaine d'interféron classique. Pour les malades rechuteurs ou non-répondeurs à un premier traitement par l'interféron alpha, d'autres études ont montré qu'un retraitement par l'interféron bêta pouvait parfois être efficace.

L'idéal serait de parvenir, dès le premier traitement, à un traitement « à la carte » en fonction de chaque individu selon qu'il est supposé bon, moyen ou mauvais répondeur. Nous n'y sommes pas encore. Il reste beaucoup à faire pour savoir quel type d'interféron est le plus efficace face à un génotype donné de virus. Il reste à affiner les posologies, à déterminer dans quels cas il est utile de frapper plus fort ou plus longtemps.

Dans certains cas, un traitement dit d'attaque pourra être envisagé. Il s'agit de frapper le plus fort possible en début de traitement, en jouant à la fois sur la dose d'interféron et sur la fréquence des injections. Par des injections quotidiennes, on essaie en quelque sorte de frapper le virus avant qu'il n'ait le temps de se remettre de la précédente injection. Toute la difficulté est bien sûr de maîtriser les problèmes de tolérance que cela peut poser.

Dans d'autres cas, on préférera la bithérapie. Nous avons déjà évoqué les résultats encourageants de l'association de l'interféron et de la ribavirine. Une autre molécule, l'amantadine, est en cours d'évaluation. Les trithérapies commencent elles aussi à faire l'objet de recherches : à la fin de l'année 1997, une étude préliminaire sur l'intérêt d'associer l'interféron, la ribavirine et l'amantadine a ainsi été présentée par une équipe de chercheurs italiens.

Ajoutons enfin que l'interféron n'est pas la seule protéine humaine apte à lutter contre les virus d'hépatite. L'interleukine 2, autre perle de notre système immunitaire découverte par Robert Gallo en 1975, en est une autre. Malheureusement, elle est beaucoup plus toxique que l'interféron ; son utilisation fait courir plus de risques à court terme qu'elle ne laisse espérer de bénéfice à long terme. L'interleukine 12, actuellement en cours d'évaluation, semble en revanche beaucoup plus prometteuse.

En ce qui concerne l'hépatite B, des antiviraux de seconde génération, administrés par voie orale, sont actuellement en cours d'évaluation. Deux d'entre eux, la lamivudine et le famciclovir, paraissent efficaces pour inhiber rapidement la réplication du VHB chez une majorité de patients, mais les rechutes ou les échappements semblent fréquents. Pour être efficaces et diminuer au maximum les risques de rechute, ces médicaments doivent être administrés pendant une période prolongée de un an. Ils pourraient également être utilisés en association ou en traitement préalable à l'interféron : en diminuant la réplication virale, ils pourraient augmenter l'efficacité de l'interféron.

À un stade de recherche plus préliminaire, on peut également citer des agents immunomodulateurs augmentant la réponse immunitaire, parmi lesquels le polyadénur qui semble améliorer (peut-être doubler) le taux de réponse à l'interféron. Enfin, les chercheurs étudient l'intérêt de la vaccinothérapie. Il s'agit de susciter une réponse immunitaire chez les porteurs chroniques du virus de l'hépatite B en les vaccinant contre ce même virus.

Une autre piste de recherche porte non plus sur la lutte contre les virus, mais sur les moyens d'enrayer le développement de la fibrose hépatique. Elle concerne donc toutes les hépatites chroniques. Les scientifiques ont encore beaucoup à apprendre pour comprendre le processus par lequel se forme la fibrose, mais certaines molécules ont d'ores et déjà montré une certaine efficacité. D'importants problèmes de toxicité et de tolérance restent néanmoins posés, comme à chaque fois que l'on s'attaque à un mécanisme naturel que l'on maîtrise mal.

Participer à un essai thérapeutique

Les essais thérapeutiques ont pour but de comparer le traitement qui existe à un autre, dont les premières évaluations suggèrent qu'il est plus efficace. La comparaison est effectuée à partir de deux groupes de patients, répartis par tirage au sort (on emploie le terme de randomisation). Les résultats de l'essai, s'ils confirment la supériorité du nouveau traitement, vont aboutir à son autorisation de mise sur le marché (AMM), à l'issue d'un processus qui peut durer plusieurs années.

Lorsqu'un spécialiste propose au patient de participer à un protocole d'essai, c'est que le médicament a déjà été évalué. Et lorsqu'il existe un risque de toxicité, le patient doit en être informé. De plus, si un traitement a déjà montré son efficacité pour le traitement de la maladie (c'est le cas pour l'hépatite chronique), on n'utilise pas de substance neutre, ou placebo : tous les patients sont réellement traités.

Le médecin a l'obligation d'expliquer au patient les avantages et les inconvénients de l'essai : en quoi le médicament est potentiellement plus efficace, quelles sont les contraintes supplémentaires... Le malade, lui, doit signer un « consentement éclairé » ; mais il conserve en permanence le droit de mettre fin à sa participation à l'essai.

Personne n'est obligé d'accepter de participer à un essai thérapeutique. En cas de refus, le médecin continuera à donner le meilleur traitement existant en dehors du protocole.

Le parti de la vie

La lourdeur du traitement des hépatites chroniques semble parfois sans commune mesure avec l'importance de la maladie. D'habitude, une personne qui se sent un peu fébrile avale un comprimé d'aspirine ; quand elle est bien malade, elle prend des antibiotiques qui ne sont délivrés que sur ordonnance. Dans un cas comme dans l'autre, le degré de fermeté de la riposte dépend de la virulence de l'attaque.
Avec l'hépatite, ce n'est pas tout à fait le cas. Quand les symptômes se sont aggravés jusqu'à l'hémorragie digestive, il devient difficile d'engager le traitement. C'est donc avant qu'il faut le faire, en adoptant une attitude en apparence disproportionnée par rapport à une agression qui demeure sournoise. Le traitement de l'hépatite chronique n'apporte aucun bénéfice immédiat ; au contraire, ses effets secondaires le rendent parfois difficile à supporter. Alors, pourquoi aller au devant des ennuis ? Pourquoi ne pas continuer à vivre comme avant, en attendant que l'industrie pharmaceutique ait mis au point la pilule miracle contre l'hépatite ?
Certains diront que, dans bien des cas, le risque encouru ne justifie pas la brutalité d'un traitement par interféron, dont le résultat demeure par trop aléatoire. L'ennui, c'est que la connaissance statistique des menaces ne suffit pas à éliminer le risque. On peut évaluer avec une précision croissante quelle est la probabilité que tel malade développe une cirrhose à telle échéance. Mais personne ne peut prédire avec certitude si, oui ou non, il le fera.
D'un côté, une maladie lente, aux formes asymptomatiques si fréquentes ; de l'autre, des traitements pas toujours efficaces : ce n'est pas sans raison que l'on peut hésiter à entreprendre un traitement. Mais cela ne doit pas ouvrir la porte à la passivité du

malade, voire du médecin. En dépit du risque d'échec, faire le choix de se battre contre l'hépatite chronique, c'est accepter de s'attaquer, aujourd'hui, à un mal dont les effets n'apparaîtront que demain. C'est, fondamentalement, prendre le parti de la vie.

questions / réponses

Le traitement des hépatites chroniques

156 Faut-il traiter une hépatite aiguë ?

A priori, non : les traitements sont réservés aux hépatites chroniques actives. Cependant, dans le cas d'une hépatite aiguë C, le traitement paraît justifié, puisqu'il diminue considérablement le risque de passage à la chronicité.

157 Faut-il traiter un porteur sain de virus d'hépatite ?

Non.

158 Faut-il traiter une hépatite chronique d'activité minime ?

Actuellement, les hépatites chroniques d'activité minime (que l'on appelle encore les hépatites persistantes) ne relèvent pas d'un traitement par interféron. L'utilité d'un traitement à ce stade de la maladie est en cours d'évaluation, mais elle demeure très débattue.

159 Comment traiter une hépatite chronique B ?

Le traitement habituel est l'interféron alpha à la dose de 5 ou 6 millions d'unités, trois fois par semaine pendant six mois.

160 Comment traiter une hépatite chronique C ?

Le traitement habituel est l'interféron alpha à la dose de 3 millions d'unités, trois fois par semaine pendant un an. Si le traitement est inefficace au cours des trois premiers mois (avec une absence de diminution nette des transaminases), les chances de succès sont très faibles et on peut envisager de l'arrêter.

161 Comment traiter une hépatite chronique D ?

Le traitement habituel est l'interféron alpha à la dose de 9 ou 10 millions d'unités, trois fois par semaine pendant douze mois.

162 Comment traiter une hépatite chronique auto-immune ?

Par l'administration de corticoïdes. Le traitement commence à une dose de 30 à 50 mg par jour. La dose est progressivement diminuée jusqu'à la dose minimale efficace. Le traitement doit être poursuivi pendant un an ou plus. En cas d'échec des corticoïdes, on peut ajouter de l'azathioprine.

163 À quel stade de l'hépatite doit commencer le traitement ?

Le plus tôt possible.

164 Qui prescrit l'interféron ?

Pour l'hépatite C, la première prescription doit être établie par un gastro-entérologue exerçant en hôpital ou en clinique, mais désormais le renouvellement et la surveillance du traitement peuvent être pris en charge par le gastro-entérologue de ville ou le médecin généraliste. Pour l'hépatite B ou D, la prescription demeure exclusivement hospitalière.

165 Ai-je le droit d'exiger un traitement ? De le refuser ?

Le malade ne peut pas exiger un traitement, mais sa motivation est importante pour la décision. Il peut bien sûr refuser le traitement qui lui est proposé.

166 Tout le monde peut-il suivre un traitement par interféron ? Dans quel cas est-il contre-indiqué ?

Les principales contre-indications sont la cirrhose décompensée, une affection cardiaque, neurologique ou rénale grave, ainsi que la grossesse.

167 Les traitements sont-ils efficaces ?

Les traitements sont actuellement peu efficaces : en moyenne, 30 à 40 % d'efficacité dans l'hépatite chronique B et 30 % dans l'hépatite chronique C. Mais on commence à mieux savoir, au cas par cas, quelles sont les personnes qui ont les meilleures chances de réussite.

168 Les traitements sont-il dangereux ?

Non. Le traitement peut être pénible à supporter, mais les effets secondaires graves sont rares.

169 Quels sont les principaux effets secondaires de l'interféron ?

La fièvre, les frissons et la fatigue sont pratiquement constants en début de traitement.

170 Que faire si je ne supporte pas les effets secondaires ?

Le traitement peut être interrompu à tout moment.

171 Peut-on voyager pendant le traitement ?

Oui, à condition d'emporter l'interféron afin de ne pas interrompre le traitement.

172 L'interféron fait-il grossir ? Maigrir ?

Il peut faire maigrir.

173 Puis-je continuer à prendre mes médicaments habituels pendant le traitement par l'interféron ?

Vous pouvez continuer à prendre la plupart des médicaments courants, à l'exception de certains corticoïdes et des immunosuppresseurs dont l'action va à l'encontre de celle de l'interféron.

174 Combien coûtent les traitements par interféron ?

Pour l'hépatite C, un traitement coûte plus de 20 000 francs pour 3 millions d'unités pendant un an. Mais il est pris en charge à 100 % et vous n'avez rien à avancer.

175 Faut-il recommencer un traitement qui n'a pas marché ?

Oui, s'il y a eu un minimum d'amélioration pendant le premier traitement. Il revient au spécialiste hospitalier de déterminer dans quelle mesure les doses et la durée du traitement pourront être modifiées, voire s'il y a lieu de vous proposer l'inclusion dans un essai thérapeutique.

176 Pendant combien de temps après l'arrêt du traitement peut-on craindre une rechute ?

90 % des rechutes surviennent dans les trois mois qui suivent l'arrêt du traitement. Au-delà de six mois, les rechutes sont rares.

177 Certains signes permettent-ils de prévoir si le traitement sera réellement efficace (sans rechute) ?

Non, aucun signe.

178 Sommes-nous des cobayes ?

Non. La décision du traitement proposé par le médecin est prise en dernier ressort par le malade. Le cobaye, lui, ne choisit pas !

179 De nouveaux médicaments vont-ils être bientôt commercialisés ?

Pour l'hépatite B, des antiviraux dits de deuxième génération (notamment la lamiduvine et le famciclovir) sont au stade des essais thérapeutiques. Pour l'hépatite C, la ribavirine, commercialisée en France dans le courant de l'année 1998, peut, dans certains cas, être utilisée en association avec l'interféron.

180 Les médicaments hépatoprotecteurs peuvent-ils être efficaces en cas d'hépatite chronique ?

Non.

181 Peut-on traiter une hépatite chronique par l'homéopathie ou l'acupuncture ? Une cure thermale peut-elle être bénéfique ?

Certains traitements, naturels ou non, peuvent susciter des espoirs d'autant plus grands qu'ils se traduisent parfois par une baisse des transaminases. Mais ils n'ont pas d'effet antiviral direct et leur efficacité ne peut être que transitoire.
Rien n'interdit de rechercher, à travers l'homéopathie ou le thermalisme, un certain « mieux-être », à condition de le faire sérieusement. Mais à l'heure actuelle, seul l'interféron a prouvé son efficacité dans le traitement des hépatites chroniques, même si elle n'est que relative.

11 La transplantation hépatique

J'ai travaillé fort tard la nuit dernière pour achever le chapitre sur le traitement des hépatites chroniques. J'étais un peu vaseux, mais satisfait du devoir accompli, quand un ami a téléphoné. Son beau-frère vient de mourir, à quarante ans, des suites d'une hémorragie digestive.
L'histoire est d'une triste banalité : un accident, une transfusion, une hépatite, une cirrhose, l'hémorragie... Mais il ne s'agit plus d'un livre, il s'agit d'un homme. Me voilà pris de doute. À quoi bon parler d'interféron, de transplantation, de je ne sais quoi encore, si c'est pour en arriver là, à cette mort qu'on veut ignorer ? Ai-je le droit de m'enthousiasmer sur les progrès de la science pendant que d'autres meurent d'une hépatite ?
Insinuer que cette maladie sera bientôt vaincue me semble brusquement odieux. Mais céder au fatalisme n'est pas plus défendable.
C'est entre ces deux limites qu'il faut envisager la transplantation hépatique. Elle n'est pas, loin de là, un passeport pour la guérison. Mais la dénigrer parce que ses résultats demeurent fragiles ou parce qu'elle coûte cher à la société, c'est nier la volonté de vivre, coûte que coûte, qui peut animer les malades.

Que la transplantation hépatique apparaisse comme ce qu'elle est : un ultime recours sans doute, mais une voie de salut quand même.

Indications et contre-indications

Quand tous les autres moyens de lutte ont été épuisés, il reste la transplantation, c'est-à-dire l'ablation totale du foie du malade et son remplacement par le foie d'un donneur. La première greffe du foie a été effectuée en 1963 par T. Starzl sur un enfant de trois ans atteint d'une maladie des voies biliaires, mais ce n'est qu'au début des années 1980 que la technique a commencé à prendre une réelle importance. En 1984, il y a eu 14 transplantations en France ; cinq ans plus tard, en 1989, près de 600 personnes avaient bénéficié d'une greffe du foie.
Le taux de réussite de l'opération a suivi lui aussi une courbe ascendante, moins spectaculaire mais encourageante. Désormais, l'espoir de survie à un an est supérieur à 80 % ; à plus de cinq ans, il dépasse encore 60 %.
La transplantation hépatique n'est envisagée que si le malade court un danger de mort à un ou deux ans. Il faut pourtant veiller à ne pas attendre le stade ultime de la maladie, où les complications opératoires et postopératoires deviennent trop importantes.
L'intervention est pratiquée en cas d'affection des voies biliaires (cholestase chronique de l'enfant, cirrhose biliaire primitive). De plus en plus, elle est aussi réalisée en cas de cirrhose posthépatique qui, malgré d'importants risques de récidive, est devenue la première indication de la greffe du foie. Dans les cirrhoses dues aux hépatites chroniques virales, le principal obstacle vient de ce qu'une insuffisance hépatocellulaire sévère, fréquente à ce stade

de la maladie, augmente le risque de la transplantation, laquelle ne doit être réalisée ni trop tôt, ni trop tard.

Lorsque la transplantation est relativement précoce, elle permet de prévenir les complications de la cirrhose et notamment la survenue d'un cancer. Quand elle est réalisée alors que le cancer est déjà installé, le taux de récidive très élevé donne des résultats beaucoup plus décevants, si bien qu'aujourd'hui l'intérêt de la transplantation hépatique pour cancer demeure controversé.

D'autres éléments peuvent dissuader les médecins de tenter une transplantation, en particulier la présence d'une insuffisance cardiaque, pulmonaire ou rénale, un mauvais état nutritionnel, une autre maladie non hépatique sérieuse ou une surinfection bactérienne. Au niveau hépatique, l'existence d'une cirrhose alcoolique n'est plus considérée comme une contre-indication ; cependant, les centres de transplantation exigent en général un semestre d'abstinence avant l'opération.

En revanche, l'âge du patient n'est plus considéré comme déterminant. Il n'y a pas si longtemps, la limite était fixée à cinquante ans ; on sait aujourd'hui que les chances de survie après cinquante ans sont finalement à peu près comparables à celles que l'on relève chez les sujets plus jeunes. Actuellement, des transplantations hépatiques sont réalisées jusqu'à soixante ans.

Une transplantation hépatique exige des examens préalables extrêmement poussés, tant au niveau hépatique qu'extra-hépatique. Il faut aussi réaliser les indispensables études de compatibilité sanguine et cellulaire. On peut également pratiquer le groupage HLA, qui permet de déterminer quels types de tissus seront compatibles avec ceux du receveur.

À partir de là, l'intervention peut avoir lieu. Malheureusement, les listes d'attente peuvent être longues, en particulier dans le groupe O. Et en dépit du développement de cette opération délicate qui consiste à réaliser plusieurs greffons à partir d'un seul foie, le faible nombre de donneurs d'organes constitue une sérieuse limite au développement des transplantations hépatiques. En permanence, 300 à 400 personnes sont ainsi en attente d'une transplantation hépatique.

Les complications possibles

Après une transplantation hépatique, de nombreuses complications peuvent apparaître. Une des plus redoutées, particulièrement chez les enfants, est la thrombose (formation d'un caillot) de l'artère hépatique. Ses risques sont tels qu'elle doit être systématiquement recherchée dans les deux jours qui suivent la transplantation. Quoique rare, la thrombose de la veine porte est également à craindre, en particulier chez les personnes qui ont subi une anastomose porto-cave.

D'autres risques sont d'ordre infectieux. Les différents virus responsables d'hépatite (cytomégalovirus, virus herpès, virus d'Epstein-Barr, virus des hépatites B ou C) peuvent notamment être mis en cause.

Enfin, qu'elles soit hépatiques (altération du bilan hépatique), biliaires (sténose biliaire) ou extrahépatiques (insuffisance rénale, problèmes pulmonaires), les complications possibles peuvent être aggravées non seulement par l'état du malade, mais aussi par le traitement contre le rejet.

Les risques de rejet

Quand, malgré les précautions prises, l'organisme reconnaît le greffon comme un corps étranger, il se produit une réaction de rejet qui grève les chances de réussite de la transplantation. Les manifestations de rejet interviennent généralement dans les premières semaines ou les premiers mois suivant la transplantation ; elles sont beaucoup plus rares au-delà d'un an.

Ce rejet peut être aigu ou chronique, asymptomatique ou ictérique. Il provoque des lésions sur le greffon et perturbe le fonctionnement du foie, au point qu'il faut parfois envisager une retransplantation.

Pour enrayer ce mécanisme naturel, il faut désarmer le système immunitaire. On y parvient à l'aide d'immunosuppresseurs, en particulier la ciclosporine. Ce médicament découvert au cours des années 1970 a l'avantage d'avoir une action sélective : il bloque l'activation des lymphocytes T, fantassins du système immunitaire et maillon essentiel de la chaîne du rejet, mais ne s'attaque pas à l'ensemble du système immunitaire.

La ciclosporine n'est cependant pas sans danger. Assimilée par le foie, elle peut être toxique pour lui ; elle l'est également pour les reins et le système nerveux, et peut être à l'origine de problèmes d'hypertension artérielle.

D'autres immunosuppresseurs sont utilisés, comme les puissants sérums antilymphocytaires et les anticorps monoclonaux. Mais là encore, les effets secondaires peuvent être importants : l'organisme n'aime pas qu'on tente de brider son système de défense. La puissance de ces molécules sur l'immunité de l'organisme est en outre responsable d'infections fréquentes chez les personnes traitées.

Les risques de récidive

S'il n'apparaît que rarement dans les maladies des voies biliaires ou dans les hépatites chroniques actives auto-immunes, le risque de récidive est un problème crucial des transplantations dans un contexte d'hépatite virale.

— Hépatite B

Pour les cirrhoses posthépatiques B, deux cas de figure se présentent. Si l'ADN viral est détectable dans le sang avant la transplantation, le risque d'infection du greffon est supérieur à 80 % (si rien n'est entrepris pour prévenir la contamination). Mais même si l'ADN viral n'est pas détectable, ce risque demeure important, de l'ordre de 40 %. L'infection du greffon peut entraîner une hépatite aiguë (parfois sévère, voire fulminante) et, beaucoup plus souvent, une hépatite chronique évoluant rapidement (un à deux ans) vers une cirrhose du greffon, laquelle nécessitera une retransplantation.

Pour prévenir les réinfections, il n'existe pas de solution miracle. Une première disposition consiste à administrer des immunoglobulines anti-HBs au stade d'anhépatie, c'est-à-dire aussitôt après l'ablation du foie malade et avant la greffe du foie sain, afin de neutraliser les particules virales qui circulent dans le sang. L'administration de ces immunoglobulines doit être poursuivie longtemps après la transplantation (pendant plusieurs années), de sorte que l'antigène HBs ne réapparaisse pas. Si cet antigène redevient positif, l'évolution de l'hépatite chronique virale sera accélérée par le traitement immunosuppresseur. Et il est difficile d'envisager un traitement par interféron, qui stimule les défenses immunitaires et donc les réactions de rejet…

Des traitements à l'interféron préalables à la transplantation ont alors été tentés, mais leurs résultats n'ont pas été très probants. On utilise davantage maintenant un traitement (soit préalable, soit postérieur à la transplantation) par la lamiduvine et le famciclovir, qui présente l'avantage de bloquer rapidement la multiplication du virus.

Malgré tout, la récidive de l'infection par le virus B demeure un risque que l'on ne maîtrise pas totalement. Ce risque est important s'il existe une réplication virale ; il est limité en l'absence de réplication virale.

— Hépatite D

Avec les hépatites chroniques B-D, le risque de récidive est moins important qu'avec les hépatites B, ne serait-ce qu'à cause de l'effet inhibiteur du virus delta sur la réplication du virus B. Bizarrement, il arrive que l'on détecte après une transplantation la présence du virus delta, alors que l'antigène HBs (dont il a besoin pour vivre) est négatif. Mais une telle réinfection n'entraîne en général aucune conséquence sur le greffon. L'apparition d'une hépatite chronique B-D sur le greffon n'est finalement à craindre que lorsque l'antigène HBs réapparaît, en dépit de l'administration d'immunoglobulines spécifiques.

— Hépatite C

En Europe, l'infection par le virus de l'hépatite C représente désormais l'indication majeure pour la transplantation hépatique. La réinfection du greffon par le virus de l'hépatite C est extrêmement fréquente (90 à 100 %). La plupart du temps, les anticorps anti-VHC persistent ou réapparaissent après la transplantation. Dans d'autres cas, les anticorps anti-VHC disparaissent, mais le virus est détectable par PCR.

La réinfection par le virus de l'hépatite C entraîne souvent une hépatite chronique. Cependant, l'évolution de l'hépatite chronique C du greffon est moins sévère que celle de l'hépatite chronique B. Une minorité seulement des hépatites chroniques C vont évoluer vers une cirrhose en quelques années.

Là encore, l'interféron est peu efficace et présente un risque de rejet. Mais à la différence de l'hépatite B, on ne dispose pour l'hépatite C d'aucune mesure de prophylaxie spécifique. Un traitement associant la ribavirine à l'interféron (à la différence de l'interféron, la ribavirine ne favorise pas les rejets) est à l'étude.

Vivre après la transplantation

Même lorsque les principales complications ont été écartées, la transplantation hépatique exige un suivi extrêmement rigoureux. Toute la difficulté est de trouver un équilibre entre le traitement immunosuppresseur censé éviter le rejet et les conséquences possibles de la déficience immunitaire artificiellement provoquée.
Sur un organisme fragilisé, tous les détails sont importants, de la moindre diarrhée à la première sinusite, et des bilans biologiques doivent être réalisés fréquemment. Un transplanté hépatique signe un bail à vie avec la médecine, d'autant que toute automédication est formellement proscrite.
L'épreuve physique se double d'une épreuve psychique. Il faut s'y préparer avant l'intervention, dans le cadre hospitalier. Mais la rencontre avec des personnes ayant déjà été confrontées au problème peut être également très utile. Signalons à ce propos que l'association des transplantés hépatiques « Transhépate » publie en France un bulletin trimestriel, Hépat Infos, et qu'elle a édité un Guide du transplanté et un Guide du futur transplanté. Le siège de cette association se trouve 6, rue de l'Aubrac à Paris. (Téléphone : 01 40 19 07 60.)[1]
Vue de l'extérieur, la vie d'un transplanté semble une longue suite d'interdictions et d'obligations. Mais cela ne peut effacer l'essentiel : au-delà de toutes les contraintes, un transplanté hépatique est une personne qui revit.

1. Depuis 1997, l'association s'est ouverte à l'ensemble des malades atteints d'une déficience hépatique sévère, qu'ils soient ou non candidats à la transplantation.

questions / réponses

La transplantation hépatique

182 Dans quels cas peut-on réaliser une transplantation ?

Lorsque le sujet a moins de soixante ans et se trouve en relativement bon état général.

183 Dans quels cas une transplantation est-elle exclue ?

Si le sujet est trop âgé, ou s'il existe une affection touchant un autre organe (cœur, poumons, reins…).

184 Y a-t-il suffisamment de donneurs ?

Non, on déplore un manque important de donneurs, ce qui entraîne une sélection plus stricte des indications et de longues listes d'attente.

185 Les transplantations d'organes d'animaux ont-elles un avenir ?

Non, ce type de transplantation est impossible, au moins à court et moyen terme.

186 Les foies artificiels ont-ils un avenir ?

Ce qu'on appelle aujourd'hui le « foie artificiel » est un appareillage très lourd qui permet à un malade de survivre de façon transitoire. Il peut être intéressant dans les cas d'hépatite fulminante, le temps que le foie se régénère. Mais un véritable foie artificiel n'est pas envisageable à l'heure actuelle.

187 Combien de temps peut-on vivre après une transplantation hépatique ?

Une fois passé le cap des complications précoces (les premiers mois), les complications sont peu fréquentes. Avec le peu de recul dont on dispose, des survies supérieures à dix ans sont déjà observées.

188 Peut-on reprendre le travail après une transplantation hépatique ? Peut-on faire du sport ?

On peut souvent mener une vie normale.

189 Quel régime suivre après une transplantation hépatique ?

Un régime pratiquement normal.

190 Peut-on mener une vie sexuelle normale après une transplantation hépatique ?

Oui.

191 Quels sont les risques de rejet d'un foie greffé ?

Les rejets sont fréquents. Heureusement, les traitements actuels permettent de contrôler la grande majorité d'entre eux.

192 Quels sont les risques de récidive ?

Le risque de récidive de l'hépatite B est de 40 %, celui de l'hépatite C est proche de 100 %.

193 Peut-on prévenir les risques de récidive ?

Pour l'hépatite B, les immunoglobulines anti-HBs ont permis de diminuer le risque de récidive à 40 %. Pour l'hépatite C, il n'existe actuellement aucune mesure efficace. Des traitements préventifs, comme un traitement antiviral avant ou après la transplantation, sont à l'étude.

Conclusion

Je ne suis pas près d'oublier cette première injection d'interféron. Tout a commencé par un calme inquiétant. Pendant deux heures, j'ai guetté des effets secondaires qui ne venaient pas. Au moment de me coucher, je n'avais guère ressenti que quelques petits frissons anodins.

Plus tard, les frémissements sont devenus des tremblements, des secousses, un séisme. L'heure de la charge avait sonné. La charge, que dis-je ? le débarquement en Normandie ! Moi qui ne suis pas porté sur la chose militaire, je ne trouvais pas d'autre image, je voyais les bataillons d'interféron — trois millions d'unités larguées en quelques secondes — avancer en rangs serrés et infiltrer les défenses de l'armée virale.

Le carnage a duré jusqu'au petit matin, sans baisser d'intensité un seul instant. De temps à autre, une douleur au genou, à la cheville, au coude, me signalait un corps à corps meurtrier. Parfaitement éveillé, je ne pouvais guère que compter les morts.

Depuis ce premier jour, la Blitzkrieg *a laissé la place à une guerre de tranchées. Une lutte sourde, épuisante, se poursuit, du lever perclus de courbatures au coucher, la tête lourde et le moral pas toujours très haut.*

La raison n'y peut rien : certains soirs, je me sens pris de vertige. Après la piqûre du lundi, il y aura celle du mercredi et, sans répit possible, celle du vendredi. Quelle connerie, la guerre, même quand on sait pourquoi on se bat.

Et pourtant, si on me demandait de tripler la dose d'interféron, je le ferais aussitôt. Je viens de prendre connaissance du bilan sanguin réalisé au terme du premier mois de traitement. Mes plaquettes sanguines en ont peut-être pris un coup, mais les transaminases aussi. Ce n'est pas encore la « normalisation » espérée, mais la baisse est spectaculaire. Même si rien n'est gagné, la guérison qui n'apparaissait jusqu'alors que comme une vue de l'esprit devient un objectif accessible.

Courage, bonhomme. Plus que vingt et une semaines[1] *et ce sera fini. Cent quarante-sept jours et soixante-trois injections. À l'échelle de l'hépatite chronique, ce n'est finalement pas grand chose.*

1 Quand ce récit a été écrit, le traitement « standard » de l'hépatite C durait six mois.

Bibliographie

Ouvrages de référence

— J.-P. Benhamou, J. Bircher, N. McIntyre, M. Rizetto, J. Rodes (ouvrage édité par), *Hépatologie clinique*, Flammarion Médecine-Sciences, 1993.
— J.-P. Benhamou et S. Erlinger, *Maladies du foie et des voies biliaires*, Flammarion Médecine-Sciences, 1986.
— M. Bourel (ouvrage coordonné par), *Hépatologie,* éditions Ellipses, 1991.
— C. Trépo et D. Valla (ouvrage coordonné par), *Hépatites virales*, collection Progrès en hépato-gastroentérologie, éditions Doin, 1993.

Autres sources bibliographiques

Sur les différentes hépatites :

— G. Babany, l'Hépatite virale C en 1991, in *la Lettre du pharmacologue*, vol. 5, n° 3, mars 1991.
— F. Bailly, F. Laurent, C. Trépo, Histoire naturelle et traitement de l'hépatite virale C, in *Revue française de gastro-entérologie*, n° 285, février 1993.
— C. Bréchot, le Virus de l'hépatite C, une découverte de la biologie moléculaire, in *Gastroentérologie clinique et biologique,* n° 14, 1990.
— C. Bréchot, Virus des hépatites : la saga d'une famille nombreuse au XXe siècle, in *Médecine/science,* n° 10, vol. 11, 1995.
— X. Causse, C. Trépo, les Hépatites à virus delta, in *la Lettre de l'infectiologue,* tome IV, n° 10, juin 1989.
— Conférence de consensus, Conduite à tenir vis-à-vis des hépatites virales en conduite de ville, in *Revue française de gastro-entérologie,* n° 288, mai 1993.
— Q.L. Choo, G. Kuo, A.J. Weiner, L.R. Overby, D.W. Bradley, M. Houghton, Isolation of a cDNA clore derived from a blood-borne non-A, non-B viral hepatitis genome, in *Science* n° 244, 1989.
— F. Degos, D. Dhumeaux, C. Trépo (sous la direction de), *l'Hépatite C*, édité par le secrétariat d'État à la Santé et l'Association française pour l'étude du foie, 1996.
— Hépatite auto-immune et virus A, B, C, D, in *Revue française de gastro-entérologie,* n° 288, mai 1993.
— C. Janot, C. Botte, le Virus de l'hépatite C, in *Revue française de transfusion et d'hémobiologie,* n° 35, 1992.
— G. Kuo, Q.L. Choo, H.J. Alter, G.L. Gitnick, A.G. Redeker, R.H. Purcell, T. Miyamura, J.L. Dienstag, M.J. Alter, C.E. Stevens, an Assay for circulating antibodies to a major etiologic virus of human non-A, non-B hepatitis, in *Science* n° 244, 1989.
— F. Laurent et al, Intérêt de la PCR dans le diagnostic des hépatites C, in *Revue française de transfusion et d'hémobiologie,* n° 35, 1992.

— F. Lunel, Virus de l'hépatite C : le virus responsable de la plupart des hépatites non-A, non-B, in *Gastroentérologie clinique et biologique,* n° 16, 1992.
— F. Lunel-Fabiani, le Diagnostic des hépatites virales en 1991, in *Revue du praticien,* n° 4, février 1991.
— F. Lunel-Fabiani, P. Opolon et J.M. Huraux, *Hépatites C,* Éditions techniques, EMC n° 9, 1990.
— P. Marcellin et T. Laurenceau, *Cent questions sur l'hépatite C,* éditions Alain Schrotter, 1995.
— P. Marcellin, Clinique de l'infection par les virus des hépatites B et delta, in *Immunoanal. Biol. Spéc.,* n° 26, 1991.
— P. Marcellin, Hépatites virales, in *Sida,* édité par S. Blanche, P.M. Girard, C. Katlama et A.G. Saimot, éditions Doin, 1991.
— P. Marcellin, *Hépatites :* épidémiologie, diagnostic, transplantation et vaccination, in *Tout prévoir,* n° 244, 1993.
— P. Marcellin, le Virus de l'hépatite C, in *Impact médecin, les Dossiers du praticien* n° 220, 1994.
— P. Marcellin, Cirrhoses post-hépatitiques B, B-D et C, in *Revue du Praticien,* n° 41, 1991.
— P. Marcellin, J.P. Benhamou, Histoire naturelle de l'infection par le virus de l'hépatite C, in *Path Biol,* n°8, 1995.
— M. Micoud et al, *Rapport sur l'état de l'hépatite C en France,* ministère de la Santé, 1992.
— Th. Poynard, *le Virus caché,* Hachette 1995.
— P.L. Rehm, *Nouvelle Encyclopédie pratique de médecine et d'hygiène,* Quillet, 1924.
— P. Roingeard, F. Dubois, A. Goudeau, le Virus de l'hépatite delta, in *Gastroentérologie clinique et biologique,* n° 15, 1991.
— P. Tiollais, A. Dejean, le Virus de l'hépatite B, in *la Recherche,* n° 16, 1985.
— R. Rullière, *Histoire de la médecine,* Abrégés Masson, 1981.
— C. Trépo, Virus de l'hépatite B et périartérite noueuse, in *Gastroentérologie clinique et biologique,* n° 13, Masson, 1989.
— C. Trépo, Des hépatites non-A non-B au virus de l'hépatite C, in *Gastroentérologie clinique et biologique,* n° 14, 1990.
— C. Trépo, Identification du virus de l'hépatite C : un progrès décisif pour la santé publique, in *Médecine Sciences* n° 2, vol. 6, février 1990.
— *Les Virus transmissibles par le sang,* John Libbey Eurotext, 1996.

Sur la transmission et la prévention des hépatites :

— D. Abiteboul, D. Antona, J.M. Descamps, E. Bouvet et le GERES, Procédures à risque d'exposition au sang pour le personnel infirmier, in *Bulletin épidémiologique hebdomadaire,* n°43, 1993.
— F. Degos, Vaccin contre le virus de l'hépatite B, bilan et perspectives, in *Gastroentérologie clinique et biologique* n° 16, 1992.
— F. Dubois, les Vaccins des hépatites virales A et B, in *Revue française de gastroentérologie,* n° 287, avril 1993.
— M. Estryn-Béhar, *Guide des risques professionnels du personnel des services de soin,* éditions Lamarre, 1991.
— P. Marcellin, J. Bernuau, J.-P. Benhamou, Infection par le virus de l'hépatite C et grossesse, in *Gastroentérologie clinique et biologique* n° 16, 1992.
— J. Pillonel, A.M. Courouce, A. Laporte, J.B. Brunet, le Dépistage du VIH, de la syphilis et des hépatites B et C dans les établissements de transfusion sanguine, in *Bulletin épidémiologique hebdomadaire,* n° 39, 1992.

— D. Poyen, F. Martin, la Vaccination contre l'hépatite B professionnelle, in *Archives des maladies professionnelles de médecine du travail,* 53-7, 1992.
— C. Trépo et T. Bizollon, les Hépatites post-transfusionnelles, in *Revue française de gastro-entérologie,* n° 278, mai 1992.

Sur l'hypertension portale :

— J.-P. Benhamou, D. Lebrec (ouvrage coordonné par), *Hypertension portale,* collection Progrès en hépato-gastroentérologie, éditions Doin, 1989.
— J.-P. Benhamou, Prévention des hémorragies digestives de l'hypertension portale par les agents pharmaceutiques, in *Actualités digestives médico-chirurgicales,* 10e série, 1989.
— Bérard et coll., Hémorragies de l'hypertension portale : chirurgie directe des varices, in *Actualités digestives médico-chirurgicales,* 10e série, 1989.
— H. Michel et coll., Sclérothérapie des varices œsophagiennes, in *Actualités digestives médico-chirurgicales,* 10e série, 1989.
— J.P. Pascal, la Prophylaxie de la première hémorragie digestive chez le malade cirrhotique est-elle actuellement justifiée ?, in *Actualités digestives médico-chirurgicales,* 10e série, 1989.

Sur le cancer du foie :

— M. Beaugrand, le Carcinome hépatocellulaire sur cirrhose ; faut-il le dépister ?, in *Actualités digestives médico-chirurgicales,* 13e série, 1992.
— *Le Carcinome hépatocellulaire,* dossier de la Ligue nationale contre le cancer, s.d.
— B. Launois et coll., Exérèse à visée curative des cancers hépatocellulaires sur cirrhose, in *Actualités digestives médico-chirurgicales,* 13e série, 1992.
— P. Marcellin, les Carcinomes hépatocellulaires : épidémiologie et facteurs favorisants, in *Impact médecin, les Dossiers du praticien* n° 136, 1992.
— P. Tiollais, A. Dejean et M.A. Buendia, Virus de l'hépatite B et hépatocarcinome, in *Médecine Science,* n° 6, 1990.

Sur la vie quotidienne :

— C. Béraud, *le Foie des Français,* Stock-Laurence Pernoud, 1983.
— G. Berthon, Affections hépatiques, in Maurice Porot et coll., *Psychologie des maladies,* Masson, 1989.
— Ph. Brénot, *les Mots du corps,* éditions L'esprit du temps, 1992.
— H. Desoille, J. Scherrer, R. Truhaut, *Précis de Médecine du travail,* 4e édition, Masson, 1984.
— M. Porot et H. Morel, Chronicité chez l'adulte, in Maurice Porot et coll., *Psychologie des maladies,* Masson, 1989.

Sur le traitement des hépatites chroniques :

— C. Bréchot, C. Housset, P. Berthelot, Traitements antiviraux des hépatites chroniques, in *la Revue du praticien, Médecine générale,* n° 90 du 12 mars 1990.
— G. L. Davis et al, Treatment of chronic hepatitis C with recombinant interferon alfa, in *The New England journal of medecine,* vol. 321, n° 22.

— J. H. Hoofnagle et al, Randomized, controlled trial of recombinant human alfa-interferon in patients with chronic hepatitis B, in *Gastroenterology,* n° 95, 1988.
— J.H. Hoofnagle, K.D. Mullen, D.B. Jones, V. Rustgi, A. Di Bisceglie, M. Peters, J.G. Waggoner, Y. Park, E.A. Jones, Treatment of chronic non-A, non-B hepatitis with recombinant human alfa interferon : a preliminary report, in *New England Journal of Medecine,* n° 315, 1986.
— Interféron alpha et hépatites virales, certitudes et perspectives, *Abstract Gastro,* supplément au n° 70, septembre 1992.
— F. Lunel-Fabiani et alii, Traitement par l'interféron alpha-2a de 26 cas d'hépatites chroniques non-A non-B, in *Gastroentérologie clinique et biologique,* n° 14, Masson, 1990.
— P. Marcellin et J.P. Benhamou, Traitement de l'hépatite chronique C par l'interféron alpha, in *Gastroentérologie clinique et biologique* n° 15, 1991.
— P. Marcellin, les Interférons : structure, fonctions et applications thérapeutiques, in *Annales de médecine interne,* 144 n° 8, 1993.
— F. Negro et A. Hadengue, les Facteurs prédictifs de la réponse à l'interféron au cours de l'hépatite C, in *Médecine & Hygiène,* 54, p 1 640, 1996.
— D. Ouzan et alii, Traitement par la vidarabine de l'hépatite chronique active associée à la multiplication du virus de l'hépatite B, étude multicentrique randomisée, in *Gastroentérologie clinique et biologique,* 1987, 11.
— Y. Pageau, *le Phénomène humain et l'Évolution,* éditions Méridien, 1990.
— A. Poitrine, S. et M. Chousterman, Interféron et foie, in *Gastroentérologie clinique et biologique,* n° 10, Masson, 1986.
— C. Trépo et coll., Traitement des hépatites chroniques à VHB, in *Actualités digestives médico-chirurgicales,* 10e série, 1989.
— J. Zarski, Nouveautés sur le traitement de l'hépatite B, in *Revue française de gastro-entérologie,* n° 311, 1995.

Sur la transplantation hépatique :

— Bismuth et coll., Hépatites B et transplantation hépatique, in *Actualités digestives médico-chirurgicales,* 10e série, 1989.
— E. Bursaux, les Greffes d'organes en France, un an après la création de l'Établissement français des greffes, in *Médecine/sciences,* n° 4, vol. 12, 1996.
— J. Gugenheim et coll., Carcinome hépatocellulaire sur cirrhose : place de la transplantation, in *Actualités digestives médico-chirurgicales,* 13e série, 1992.
— A. de Montis, *À plus tard, la mort. Confidences d'un transplanté hépatique,* éditions A. J., 1994.
— D. Samuel, Transplantation hépatique : comment éviter la récidive virale B, C et D, in *Revue française de gastro-entérologie,* n° 287, avril 1993.
— T.L. Wright et coll., Recurrent and acquired hepatitis C viral infection in liver transplant recipients, in *Gastroenterology* n° 103, 1992.

Sites internet en français :

http : // www. chez. com/hepatite (association Hépatite et pas toi)
http : // users. aol. com/pailless. (association Transhépate).
http : // perso. wanadoo. fr/sos. hepatites (association SOS hépatites)

Glossaire de l'hépatite

Nous avons pris le parti de conserver dans ce guide les termes médicaux les plus fréquemment rencontrés dans les situations d'hépatite chronique. Il est utile de se familiariser avec ces expressions, dont l'incompréhension contribue trop souvent à accentuer le désarroi vis-à-vis de l'hépatite.
Quand un terme médical est employé pour la première fois dans l'ouvrage, il est en général suivi d'une explication. Malheureusement, le lecteur peut l'avoir oubliée au chapitre suivant... Le premier rôle de ce glossaire est d'en rappeler la signification en quelques mots. Mais les lecteurs non initiés pourront aussi s'y reporter pour comprendre un bilan sanguin, le commentaire d'une échographie ou d'une biopsie, ou tout simplement pour décrypter la lettre que le spécialiste adresse à leur médecin traitant.

ADN : L'acide désoxyribonucléique est une molécule formée de deux brins complémentaires constitués chacun d'une longue chaîne de nucléotides, déterminant l'ensemble des caractères génétiques spécifiques à un organisme vivant. La présence de l'ADN viral de l'hépatite B dans le sang signale donc la présence du virus. (Le bagage génétique des autres virus d'hépatite est l'ARN.)

ADN polymérase : Enzyme jouant un rôle fondamental dans la réplication de l'ADN.

Albumine : Protéine produite par le foie, que l'on trouve dans le sang. Une baisse du taux d'albumine peut traduire une insuffisance hépatique chronique.

Alphafœtoprotéine : Protéine dont l'augmentation dans le sang peut signaler la présence d'un cancer du foie.

Aménorrhée : Absence de règles chez une femme en âge de procréer.

Aminotransférases : Cf. Transaminases.

Anastomose porto-cave : Abouchement de la veine porte à la veine cave pour diminuer la pression dans la veine porte. Cette intervention chirurgicale peut être pratiquée en cas d'hypertension portale, afin de prévenir une hémorragie digestive.

Angiome stellaire : Signe d'insuffisance hépatique chronique apparaissant sur le visage, les membres supérieurs ou le thorax. Il se présente sous la forme d'un point rouge — dont la taille se modifie au rythme du pouls — entouré d'une couronne de fins vaisseaux ; une pression forte le fait disparaître.

Antiémétique : Destiné à combattre les vomissements.

Anticorps : Outil de défense immunitaire de l'organisme produit par les lymphocytes B, qui possède la propriété de se combiner à une substance étrangère indésirable (l'antigène) afin de la neutraliser.

Antigène : Substance pouvant générer des anticorps.

ARN : L'acide ribonucléique, constitué d'une chaîne simple de nucléotides, représente le bagage génétique des virus des hépatites A, C, D, E et G.

Arthralgie : Douleur articulaire.

Ascite : Accumulation de liquide dans la cavité du péritoine (abdomen). L'ascite ne se développe que s'il existe à la fois une hypertension portale et une rétention hydrosodée.

Astérixis : Mouvements involontaires de flexion/extension dus à de brusques interruptions du tonus musculaire. Signe d'insuffisance hépatique sévère, l'astérixis peut annoncer un coma hépatique. (À ne pas confondre avec le tremblement, signe sans gravité ; plus régulier, le tremblement se poursuit lors des mouvements volontaires.)

Asthénie : État de fatigue, de faiblesse généralisée.

Asymptomatique : Qui ne présente aucun symptôme spécifique. Attention : dans certains cas, le terme peut prêter à confusion. Lorsqu'une hépatite ne se signale par aucune manifestation clinique particulière, on peut la dire asymptomatique ; cela ne signifie pas qu'elle ne soit pas active. Dans d'autres cas, on emploie l'expression de « porteur asymptomatique » d'un virus d'hépatite pour désigner un « porteur sain » chez qui la présence du virus ne se traduit par aucune lésion au niveau du foie.

Auto-immun : Qui produit des anticorps contre ses propres constituants.

Bêtabloquant : Substance qui inhibe les récepteurs bêta du système sympathique, utilisée notamment pour prévenir l'hypertension.

Bile : Liquide sécrété par les cellules du foie, indispensable à la digestion des graisses.

Bilirubine : Pigment issu de la dégradation des globules rouges, qui donne sa couleur à la bile. Quand un foie lésé ne réussit pas à évacuer la bile vers la vésicule biliaire, le taux de bilirubine sanguine augmente.

Biopsie : La ponction biopsie hépatique (PBH) est le prélèvement d'un fragment du foie afin de réaliser un examen microscopique de ses tissus.

Cancer primitif du foie : Cancer provenant des cellules du foie. À distinguer du cancer secondaire du foie (ou métastase) provenant d'un cancer d'un autre organe.

Carcinome hépatocellulaire : La plus fréquente des tumeurs cancéreuses primitives du foie.

Cathéter : Tige flexible servant à explorer un canal. Un cathéter peut être utilisé pour réaliser une biopsie hépatique en passant par la veine jugulaire.

Charge virale : Quantité de virus dans le sang.

Cholagogue : Qui stimule la libération de la bile stockée dans la vésicule.

Cholangite : Inflammation des voies biliaires.

Cholémie : Passage d'éléments de la bile dans le sang.

Cholérétique : Qui augmente la sécrétion biliaire du foie.

Cholestase : Diminution ou arrêt de la sécrétion biliaire, soit à cause d'une obstruction des voies biliaires, soit à cause d'une défaillance des hépatocytes.

Ciclosporine : Médicament qui freine les réactions immunitaires et s'oppose aux réactions de rejet en cas de greffe.

Circulation veineuse collatérale : Circulation de suppléance qui se produit lorsqu'il existe un obstacle sur le vaisseau principal. Cet « itinéraire bis » permet au sang de contourner l'obstacle grâce au développement de vaisseaux normalement peu importants, voire en suscitant la création de nouveaux vaisseaux.

Cirrhose : Régénération anarchique du foie, associant un tissu cicatriciel fibreux (la fibrose) et des amas cellulaires ne respectant pas l'architecture initiale du foie (les nodules). La cirrhose est la conséquence d'une lésion prolongée des hépatocytes ; quand elle vient compliquer une hépatite chronique active, on parle de cirrhose post-hépatitique.

Cirrhose biliaire primitive : Affection rare (une centaine de cas par million d'habitants) des voies biliaires qui touche essentiellement les femmes. Dans sa phase terminale, cette maladie auto-immune peut provoquer une véritable cirrhose.

Cirrhose décompensée : On parle de cirrhose décompensée au stade où apparaissent des manifestations d'insuffisance hépatocellulaire sévère, d'hypertension portale ou d'ascite.

Cirrhose micro- ou macronodulaire : La cirrhose est micronodulaire lorsque les nodules de régénération sont inférieurs à 3 mm. Quand ils sont plus importants, on parle de cirrhose macronodulaire.

Contage : Cause matérielle de la contagion.

Cytologie : Étude des cellules.

Cytolyse : Dissolution des cellules. L'augmentation des transaminases est proportionnelle à l'intensité de la cytolyse.

Dysmorphie : Aspect irrégulier des bords du foie, visible à l'échographie, qui peut être le signe d'une cirrhose.

Dyspepsie : Digestion difficile.

Encéphalopathie hépatique : Ensemble de troubles cérébraux accompagnant une insuffisance hépatocelulaire grave, et pouvant entraîner un coma hépatique.

Endémie : Présence permanente d'une maladie dans une région donnée.

Entéral : Qui passe par l'appareil digestif.

Érythème palmaire : Rougeur sur la paume de la main disparaissant sous la pression. Comme l'angiome stellaire, l'érythème est un signe d'insuffisance hépatocellulaire.

Espace porte : Espace situé aux angles de chaque lobule du foie, à travers lequel passent une veinule issue de la veine porte et une artériole de l'artère hépatique.

Étiologie : Étude des causes des maladies.

Exérèse : Ablation chirurgicale.

Fibrose : Tissu fibreux se développant où les cellules hépatiques ont été détruites. Quand elle est minime, la fibrose n'est pas grave. Quand elle s'étend, elle peut provoquer le développement d'une cirrhose.

Gamma-GT : Les gammaglutamyl-transpeptidases sont des enzymes essentiellement produites par le foie. L'augmentation de leur concentration sanguine (importante surtout en cas de cholestase) peut être le signe d'une cytolyse.

Granulome : Les granulomes sont de petites tumeurs non cancéreuses, qui peuvent se développer à l'intérieur ou à proximité des espaces portes (on parle de granulomatose hépatique). Leur présence dans le foie est rare en cas d'hépatite virale ; elle est plus fréquente en cas d'hépatite médicamenteuse.

Gravidique : Relatif à la grossesse. (Ne pas confondre avec gravissime !) Par définition, l'ictère gravidique n'affecte donc que les femmes enceintes.

Hémorragie digestive : Chez les malades cirrhotiques, la plupart des hémorragies digestives sont dues à la rupture des varices de l'œsophage, qui se développent en cas d'hypertension portale. Pour prévenir ces hémorragies, qui peuvent être très graves, on a recours soit à des procédés médicaux, soit chirurgicaux.

Hépatite : Nom générique donné aux affections inflammatoires du foie.

Hépatite aiguë : Généralement, une hépatite aiguë disparaît au bout de quelques semaines (même s'il faut parfois plusieurs mois pour s'en remettre). Elle peut cependant prendre une forme prolongée (3 ou 4 mois) ou être marquée par une rechute alors que la guérison paraît complète.

Hépatite chronique : On parle d'hépatite chronique lorsque les transaminases restent élevées plus de 6 mois après une hépatite aiguë.

Hépatite chronique active : L'hépatite chronique active associe une inflammation qui peut déborder de l'espace porte et affecter l'intérieur des lobules, une destruction des hépatocytes et une fibrose. Elle peut conduire à une cirrhose, voire à un cancer.

L'activité de l'hépatite chronique peut être minime, modérée ou forte.

Hépatite chronique persistante : Terme encore employé pour désigner les hépatites chroniques d'activité minime, où l'inflammation est limitée aux espaces portes et la destruction des cellules hépatiques est faible.

Hépatite fulminante : Une hépatite aiguë est dite fulminante lorsqu'elle entraîne un arrêt total ou quasi total du fonctionnement du foie qui, s'il se prolonge, est mortel.

Hépatite post-transfusionnelle : Hépatite contractée à l'occasion d'une transfusion sanguine, l'augmentation des transaminases survenant entre deux et vingt-six semaines après la transfusion.

Hépatocyte : Cellule du foie, qui en assure les principales fonctions (production de bile, métabolisme, etc.).

Hépatomégalie : Augmentation du volume du foie.

Histologie : Étude des tissus organiques.

Hypertension portale : Augmentation de la pression dans la veine porte, en raison d'un obstacle provoquant un accroissement de la résistance vasculaire. Les nodules de régénération d'une cirrhose peuvent constituer un tel obstacle.

Hypocondre : Chacune des parties latérales de la région supérieure de l'abdomen.

Hypoglycémie : Diminution de la quantité de glucose contenue dans le sang. L'hypoglycémie peut survenir en cas d'insuffisance hépatocellulaire grave.

Hypolipémiant : Qui diminue la teneur en lipides du sang.

Ictère : Coloration jaune de la peau et des muqueuses à cause de l'excès de bilirubine dans le sang. L'intensité de l'ictère est proportionnelle au taux de bilirubine dans le sang. Entre 25 et 50 micromoles (µmol) par litre, on parle de subictère. L'ictère est franc au-dessus de 50 micromoles.

Immunodépresseur ou immunosuppresseur : Qui diminue ou supprime les réactions immunologiques de l'organisme. La ciclosporine est un immunodépresseur.

Immunoglobuline : Protéine sanguine agissant comme anticorps. Il existe cinq classes d'immunoglobulines : mu (m), delta (d), gamma (g), epsilon (e) et alpha (a). Des immunoglobulines de classes différentes peuvent être dirigées contre le même antigène, leur action étant complémentaire.

Incidence : L'incidence d'une maladie traduit le nombre de cas nouveaux pour une période donnée (en général une année).

Incubation : Temps qui s'écoule entre la contamination et l'apparition des premiers symptômes.

Inflammation : Réaction locale à une agression. En cas d'hépatite, l'inflammation se traduit par une infiltration de cellules (lymphocytes) dans les espaces portes et à l'intérieur des lobules.

Insuffisance hépatocellulaire : Diminution ou arrêt du fonctionnement des hépatocytes. La baisse du taux d'albumine dans le sang et la baisse des facteurs de coagulation synthétisés par le foie (prothrombine et pro-accélérine) sont proportionnelles au degré d'insuffisance hépatocellulaire.

Interféron : Protéine de défense produite par l'organisme en réponse à une infection virale. Les interférons utilisés pour le traitement des hépatites chroniques sont obtenus par recombinaison génétique à partir de gènes d'interférons humains, les seuls qui soient efficaces chez l'homme.

Jaunisse : Cf. Ictère.

Knodell : Caractérisant à la fois le degré d'activité de l'hépatite et son retentissement sur les tissus du foie, le score de Knodell est gradué de 0 à 22. En dessous de 6, l'hépatite est considérée comme minime ; de 6 à 10, elle est dite modérée ; on commence à parler d'activité forte au-delà de 10.

Lobule : Unité de structure du foie de forme plus ou moins hexagonale, à l'intérieur de laquelle les hépatocytes sont disposés en rangées convergeant vers une veine centrale. Un réseau de fins vaisseaux met chaque hépatocyte en contact avec le sang qui circule dans l'organisme.

Lymphocyte : Globule blanc jouant un rôle important dans le système immunitaire. Les lymphocytes B produisent les anticorps. Les lymphocytes T se divisent en trois catégories : les auxiliaires, qui aident les lymphocytes B à produire les anticorps ; les suppresseurs, qui détruisent certains types d'agresseurs ; les tueurs, qui sont chargés de limiter la prolifération des autres lymphocytes.

Métabolisme : Ensemble des transformations chimiques et physico-chimiques qui s'accomplissent dans les tissus d'un organisme. Le métabolisme comprend les processus de catabolisme (dégradation des substances) et d'anabolisme (assimilation des substances).

Métabolite : Substance participant au métabolisme ou formée dans l'organisme au cours des transformations métaboliques.

Métavir : Comme le score de Knodell, la classification Métavir est employée pour évaluer la gravité de l'hépatite. Elle associe deux chiffres. Le premier, repéré par la lettre A, est échelonné de 0 à 3. Il traduit l'activité de l'hépatite (inflammation et nécrose), et donc son évolutivité. Le second, repéré par la lettre F, caractérise le retentissement fibreux de l'hépatite (les séquelles sur les tissus du foie). Il est gradué de 0 (pas de fibrose) à 4 (présence d'une cirrhose).

Micromole : Unité de mesure de la matière, correspondant à 10^{-9} moles. Une mole (qui remplace l'ancienne unité de mesure qu'était la molécule-gramme) contient autant d'entités élémentaires qu'il y a d'atomes dans 0,012 kg de Carbone 12.

Nécrose : Altération d'un tissu consécutif à la mort de ses cellules. Elle est dite *focale* lorsqu'elle affecte des hépatocytes au contact d'une réaction inflammatoire ; elle est *en pont* lorsqu'elle affecte toute une rangée d'hépatocytes.

Nodule : Amas de cellules de régénération ne respectant pas l'organisation d'un lobule hépatique sain. L'apparition de nodules est provoquée par la fibrose et se traduit par une cirrhose.

Nucléotide : Constituant de base des acides nucléiques, ADN ou ARN.

Parentéral : Qui traverse la paroi. Une injection sous-cutanée, intraveineuse ou intramusculaire, est parentérale.

PBH (ponction biopsie hépatique) : Cf. Biopsie.

PCR : La *Polymerase Chain Reaction* est une technique d'amplification génique utilisée pour détecter l'ADN ou l'ARN d'un virus. Plus sensible que la recherche des marqueurs classiques, elle permet de déceler la présence du virus alors que les autres marqueurs sont négatifs, ou encore de mesurer le degré d'infectivité.

Périportal : Situé près de l'espace porte, dans la partie périphérique du lobule hépatique.

Phosphatase alcaline : Enzyme dont l'augmentation dans le sang peut traduire une cholestase.

Prévalence : Nombre d'affections dans une population à un moment donnée. La prévalence des porteurs d'antigènes d'un virus d'hépatite représente la proportion de personnes atteintes d'une infection aiguë ou chronique ; la prévalence des porteurs d'anticorps inclut également les personnes anciennement infectées et guéries.

Prophylaxie : Ensemble de mesures visant à prévenir une maladie ou à protéger contre cette maladie.

Prothrombine : Facteur de coagulation synthétisé par le foie. La diminution du taux de prothrombine est proportionnelle au degré d'insuffisance hépatocellulaire.

Rejet : Phénomène d'incompatibilité immunitaire, par lequel l'organisme refuse un greffon.

Réplication : Mécanisme d'autoreproduction. La réplication virale est la multiplication du virus.

Résection hépatique : Ablation d'une partie du foie.

Ribavirine : Molécule antivirale à large spectre que l'on commence à utiliser dans le traitement des hépatites chroniques C, en association avec l'interféron.

Sclérothérapie : Création d'une sclérose (durcissement des tissus) à visée thérapeutique. La sclérothérapie des varices œsophagiennes est pratiquée afin de prévenir une hémorragie digestive.

Séroconversion : Passage de l'état de porteur d'antigènes à celui de porteur d'anticorps.

Splénomégalie : Augmentation du volume de la rate.

Stéatorrhée : Excès de graisse dans les matières fécales.

Stéatose hépatique : Accumulation de graisses dans les cellules du foie.

Sténose : Rétrécissement d'un canal (artère, veine…) ou d'un orifice.

Subictère : Cf. Ictère.

Syndrome : Ensemble de symptômes observable dans plusieurs états pathologiques différents.

Temps de Quick : Critère de mesure de la vitesse de coagulation du sang, exprimé en pourcentage d'un temps normal. En cas d'insuffisance hépatocellulaire ou de cholestase, le temps de Quick s'allonge.

Thrombose : Formation d'un caillot sanguin.

Transaminases ou aminotransférases : Les transaminases ALAT (ou SGPT) et ASAT (ou SGOT) sont des enzymes contenues en abondance dans le foie. Quand l'hépatocyte est lésé, il libère une partie de son contenu dans le sang, ce qui provoque une augmentation des transaminases, proportionnelle à l'intensité de l'agression. L'élévation des transaminases est importante en cas d'hépatite aiguë (plus de 10 fois la norme), plus modérée en cas d'hépatite chronique (en général, de 2 à 5 fois la norme).

Veine cave : Veine conduisant le sang vers l'oreillette droite du cœur.

Veine porte : Veine conduisant le sang provenant des organes digestifs vers le foie.

Vidarabine : Molécule antivirale utilisée dans le traitement des affections chroniques dues au virus B, dont elle bloque la multiplication. L'ARA-A est administrée en perfusion intraveineuse continue ; son dérivé, l'ARA-AMP, peut être administré par voie intramusculaire.

Virémie : Présence d'un virus dans le sang.

Virus et marqueurs viraux

VHA : virus de l'hépatite A.

VHB : virus de l'hépatite B.

VHC : virus de l'hépatite C.

VHD : virus de l'hépatite D, ou delta.

VHE : virus de l'hépatite E.

VHG : virus de l'hépatite G.

Ag HBC : antigène central du virus de l'hépatite B.

Ag HBe : antigène e du virus de l'hépatite B, signe de réplication virale.

Ag HBS : antigène de surface du virus de l'hépatite B.

Anti-HBC : anticorps dirigé contre l'antigène central du virus de l'hépatite B, signe d'infection ancienne et de guérison.

Anti-HBe : anticorps dirigé contre l'antigène e de l'hépatite B.

Anti-HBS : anticorps dirigé contre l'antigène de surface du virus de l'hépatite B.

Anti-VHA : anticorps dirigé contre le virus de l'hépatite A.

Anti-VHC : anticorps dirigé contre le virus de l'hépatite C.

Anti-VHD : anticorps dirigé contre le virus de l'hépatite D.

Anti-VHE : anticorps dirigé contre le virus de l'hépatite E.

Table des questions

pages 21 à 23

pages 33 à 36

pages 57 à 59

Sur les différentes hépatites aiguës

31. La présence d'anticorps suffit-elle à prouver que j'ai une hépatite virale aiguë ?

32. L'absence d'anticorps suffit-elle à prouver que je n'ai pas d'hépatite virale aiguë ?

33. Quelles règles suivre pour éviter une hépatite médicamenteuse ?

34. Existe-t-il dans tous les cas des médicaments de remplacement moins toxiques pour le foie ?

pages 71 à 74

Sur la transmission des hépatites

35. Quelles catégories de personnes courent les plus grands risques d'hépatite ?

36. Les homosexuels sont-ils particulièrement menacés par l'hépatite ?

37. Les transfusions sont-elles dangereuses ?

38. Les dérivés sanguins (albumine, immunoglobulines) peuvent-ils transmettre l'hépatite ?

39. Dans quels pays le risque d'avoir une hépatite est-il le plus grand ?

40. Peut-on être infecté plusieurs fois par un virus d'hépatite ?

41. Les aliments peuvent-ils transmettre un virus d'hépatite ?

42. L'eau peut-elle transmettre un virus d'hépatite ?

43. La salive ou la sueur peuvent-elles transmettre un virus d'hépatite ?

44. Peut-on attraper une hépatite dans des toilettes publiques ?

45. Peut-on être infecté par un virus d'hépatite au cours d'une séance d'acupuncture ? De mésothérapie ? En se faisant tatouer ?

46. Peut-on être infecté par un virus d'hépatite chez le dentiste ?

63. Quelles précautions doit prendre l'entourage d'un malade atteint d'hépatite auto-immune ?

64. Quelles précautions peut-on prendre quand on suit des séances d'hémodialyse ?

pages 96 à 99

Sur les vaccins

65. Contre quels virus d'hépatite peut-on se vacciner ?

66. Les vaccins sont-ils efficaces à 100 % ?

67. Existe-t-il des vaccins plus efficaces que d'autres ?

68. Combien de temps sont-ils efficaces ?

69. Peut-on faire les rappels avec un vaccin différent du vaccin initial ?

70. Des virus mutants peuvent-ils résister aux vaccins ?

71. Les vaccins sont-ils dangereux ? Peuvent-ils favoriser la survenue de certaines maladies, comme la sclérose en plaques ?

72. Dans quels cas le vaccin contre l'hépatite B est-il obligatoire ?

73. Puis-je le refuser quand même ?

74. Dans quels cas est-il conseillé ?

75. Dans quels cas est-il déconseillé (ou inutile) ?

76. Si je ne suis pas vacciné, puis-je refuser d'aller travailler dans un service qui m'expose au risque de l'hépatite B ?

77. Peut-on se faire vacciner contre l'hépatite B en cours de grossesse ou en période d'allaitement ?

78. Dans quels cas le vaccin contre l'hépatite A est-il conseillé ?

79. Dans quels cas est-il déconseillé (ou inutile) ?

80. Peut-on associer les vaccins des hépatites A et B, ou les associer à d'autres vaccins ?

pages 118 à 120

Sur les différentes hépatites chroniques

96. Comment peut évoluer une hépatite chronique active ?
97. Quels sont les principaux médicaments responsables des hépatites médicamenteuses chroniques ?
98. Comment peut évoluer une hépatite chronique médicamenteuse ?
99. Comment peut évoluer une hépatite chronique auto-immune ?

pages 121 à 123

Sur la biopsie

100. À quoi sert la biopsie ?
101. Les résultats d'une biopsie sont-ils totalement fiables ?
102. Puis-je refuser une biopsie ?
103. Puis-je en exiger une ?
104. La biopsie est-elle totalement prise en charge par la sécurité sociale ?
105. Quelles précautions faut-il prendre avant une biopsie ?
106. Combien de temps est-on hospitalisé pour une biopsie ?
107. Dans quels cas faut-il faire une biopsie sous échographie ?
108. Pourquoi certaines personnes ressentent-elles une douleur à l'épaule ou une sensation d'étouffement après une biopsie ?
109. Quels sont les risques de la biopsie ?
110. À quels signes doit-on suspecter une hémorragie après une biopsie ?
111. Puis-je reprendre mes activités aussitôt après une biopsie (travail, voyages, sport...) ?
112. Puis-je obtenir un compte rendu d'hospitalisation complet ?
113. Au vu de mon compte rendu de biopsie, comment savoir si la fibrose est importante ?

pages 136 à 139

Sur la cirrhose et ses complications

pages 154 à 157

Sur la vie quotidienne

132. Comment combattre la fatigue ?

133. Puis-je voyager dans tous les pays ?

134. Puis-je pratiquer tous les sports ?

135. Une hépatite chronique peut-elle modifier le comportement sexuel ? Rendre impuissant ? Stérile ?

136. L'hépatite chronique fait-elle courir des risques particuliers en cas de grossesse ?

137. L'hépatite chronique a-t-elle une incidence sur le teint ? Sur la peau ? Sur les cheveux ? Sur le vieillissement de l'organisme ?

138. Dois-je signaler ma maladie à mon employeur ? Au médecin du travail ?

139. Dois-je signaler ma maladie à mon assureur ?

140. Dans quels cas l'hépatite chronique peut-elle être considérée comme une maladie professionnelle ?

141. Puis-je refuser une mission (ou un travail, si je suis demandeur d'emploi) qui me semble incompatible avec ma maladie ?

142. Peut-on licencier quelqu'un à cause d'une hépatite chronique ?

pages 168 à 169

Sur l'alimentation

143. Faut-il suivre un régime ?

144. Faut-il supprimer les graisses ?

145. Existe-t-il des aliments nocifs à éviter ?

161. Comment traiter une hépatite chronique D ?
162. Comment traiter une hépatite chronique auto-immune ?
163. À quel stade de l'hépatite doit commencer le traitement ?
164. Qui prescrit l'interféron ?
165. Ai-je le droit d'exiger un traitement ? de le refuser ?
166. Tout le monde peut-il suivre un traitement par interféron ? Dans quel cas est-il contre-indiqué ?
167. Les traitements sont-ils efficaces ?
168. Les traitements sont-ils dangereux ?
169. Quels sont les principaux effets secondaires de l'interféron ?
170. Que faire si je ne supporte pas les effets secondaires ?
171. Peut-on voyager pendant le traitement ?
172. L'interféron fait-il grossir ? maigrir ?
173. Puis-je continuer à prendre mes médicaments habituels pendant le traitement par l'interféron ?
174. Combien coûtent les traitements par interféron ?
175. Faut-il recommencer un traitement qui n'a pas marché ?
176. Pendant combien de temps après l'arrêt du traitement peut-on craindre une rechute ?
177. Certains signes permettent-ils de prévoir si le traitement sera réellement efficace (sans rechute) ?
178. Sommes-nous des cobayes ?
179. De nouveaux médicaments vont-ils être bientôt commercialisés ?
180. Les médicaments hépatoprotecteurs peuvent-ils être efficaces en cas d'hépatite chronique ?
181. Peut-on traiter une hépatite chronique par l'homéopathie ou l'acupuncture ? Une cure thermale peut-elle être bénéfique ?

pages 209 à 211

Sur la transplantation hépatique

Achevé d'imprimer en avril 1998
sur les presses de la Nouvelle Imprimerie Laballery
58500 Clamecy
Dépôt légal : avril 1998
Numéro d'impression : 804025

Imprimé en France